三分治　七分养
消化系统疾病调养指导

SANFEN ZHI QIFEN YANG

XIAOHUA XITONG JIBING TIAOYANG ZHIDAO

王昌源　编　著

河南科学技术出版社

·郑州·

内容提要

本书主要阐述消化系统各种疾病的病因、先兆、症状、危害及预防，着重阐述对症治疗过程中及病后在心理、生活习惯（包括饮食、运动等）多方面的自我调养和保健，旨在提高生活和生命质量。本书供乐于自我调养的诸多朋友借鉴参考。

图书在版编目（CIP）数据

三分治，七分养：消化系统疾病调养指导/王昌源编著. —郑州：河南科学技术出版社，2020.6
ISBN 978-7-5349-9977-2

Ⅰ.①三… Ⅱ.①王… Ⅲ.①消化系统疾病－中医治疗法 Ⅳ.①R259.7

中国版本图书馆 CIP 数据核字（2020）第 076557 号

出版发行： 河南科学技术出版社
北京名医世纪文化传媒有限公司
地址：北京市丰台区万丰路 316 号万开基地 B 座 1-114 邮编：100161
电话：010-63863186 010-63863168
策划编辑： 杨磊石
文字编辑： 杨永岐
责任审读： 周晓洲
责任校对： 龚利霞
封面设计： 吴朝洪
版式设计： 崔刚工作室
责任印制： 陈震财
印 刷： 河南省环发印务有限公司
经 销： 全国新华书店、医学书店、网店
开 本： 850 mm×1168 mm 1/32 **印张：** 5.25 **字数：** 123 千字
版 次： 2020 年 6 月第 1 版 2020 年 6 月第 1 次印刷
定 价： 25.00 元

如发现印、装质量问题，影响阅读，请与出版社联系并调换

前　言

　　民以食为天，人为了活着就要进食，因此科学地吃是每个人每天需要认真对待的"大事"。

　　人的健康长寿不仅在于气候宜人、水土养人、环境迷人的自然生态美，还要有良好的心理，做到吃（科学膳食）、睡（高质量睡眠）、排（气、汗、大小便）、动（合理运动）四个字的完美，力争事事有"度"，处处"平衡"。

　　谁也保证不了自己一生不生病，即使懂得养生保健的人，也可能有纰漏或特殊情况。2016 年中国生命小康指数调查显示，公众最担心的是癌症、高血压、高血糖、高血脂、心脑血管病、消化性疾病。早些年，在江浙、深圳等地的打工族，因常吃盒饭，饮食单调，卫生条件差，容易引发多种消化系统疾病；不少人为了多干活多挣钱，整天精神紧张，不注意休息，招致胃肠功能紊乱；常坐办公室的文职人员，工作方式单一重复，一上班就忙于处理文案材料，中午吃点盒饭凑合一顿，整天好像有忙不完的工作，缺乏注意力、精力、思维和精神压力的调节，也常导致消化系统疾病的困扰。倘若罹患消化性疾病后，整日腹痛、腹胀、腹泻，或是上吐下泻不得安宁，或是不能吃喝难入眠，或是胃肠出血脸色难看，或是肚大如鼓自感生不如死……自己受罪，家庭牵累！

医学告诫人们，正确的态度是无病先防，苗头即杀，有病早治，病后宜养。疾病治好后是不是高枕无忧呢？养生人士说"生病前后的调养非同小可"，正如人们常说的"三分治七分养"。事实告诉我们，病虽治好，说不定余毒犹在，很可能伺机窜出危害机体，旧病复发大有人在。无数实践表明，治病前后的正确调养可事半功倍，大助健康和康复一臂之力。

在国富民强、时逢盛世的当今，向健康投资，注重养生保健是一味十分有益自己、家庭、社会和国家的"美味大餐"。因此，为提高生活和生命质量，学习新知识，快快乐乐过好每一天。

编　者

2020 年 2 月 6 日

目　录

1. 口 角 炎

时常看到一些孩子口角潮红、起小疱、皲裂，还有渗血、糜烂、结痂、脱屑等，吃饭说话都受影响。民间说是"烂嘴丫子"，医学称之为口角炎，是口角部位皮肤和黏膜的炎症。

罹患口角炎发出的信号是口角发红、长期干裂、口唇和舌头隐痛。研究认为，天气、饮食、感染、疾病与药物是发病的主要因素。寒冷干燥季节皮肤腺分泌减少，口唇黏膜较柔嫩，口唇及周围皮肤易发生裂口而致病。不注意卫生，共用餐具、茶具、毛巾，接触病人等都可发生真菌、葡萄球菌、链球菌、白色念珠菌感染而致病。人体缺乏维生素 B_2、缺乏微量元素铁、服用过量维生素 E 均可致病。研究显示，患有龋齿、口角疱疹，以及服用四环素、红霉素、避孕药导致维生素 B_2 缺乏也可致病。

患了口角炎不仅容貌有失大雅，生活质量也大打折扣，做好预防工作很重要。首先，在寒冷干燥季节要注意防寒保暖，室外作业或外出戴口罩，上下唇及口角涂些防裂油加以保护；其次，务必要注意口腔卫生，养成饭后及时清洁并擦干嘴角的习惯，平时专人专用茶具、专用毛巾，进餐时专人专筷，最好实行分餐制，饮食清洁卫生，多吃蔬菜，少吃辛辣，注意酸碱平衡；还要注意避免接触口角炎病人，务必预防龋齿、口角疱疹病，在医生指导下服用四环素、红霉素、避孕药。

专家认为，口角炎的调养除注意天气变化，重在饮食调养，多吃富含核黄素（维生素 B_2）的豆类、胡萝卜、白菜、花菜、芹菜、菠菜、乳制品、禽蛋、麦片、猪腰、肝、黄鳝、黄豆芽等，促进机体发育和细胞增生;多吃富含锌的香蕉、牡蛎、瘦肉;经常食用黄瓜(初名胡瓜)、木耳、金针菇、猴头菇也很好;做饭时注意防止维生素流失,米不要过度淘洗,蔬菜要先洗后切,切后尽快下锅,炒菜时可加点醋;多喝白开水、绿豆汤、银耳汤、乌梅汤、金银花露;减少生姜、大蒜、韭菜、辛辣、花椒等刺激性食物的摄入;少吃荔枝、桂圆、橘子等高热量易"上火"水果及油炸食品。

2. 口　干

　　有些人感到身体不适,说是"上火"发生口干,饮水不解渴,自感口腔干燥,有烧灼感,在咀嚼食物,特别是咀嚼较干燥食物时不能形成食团而影响吞咽。据统计,有 30％～50％的老年人患有不同程度的口干症,有的患者甚至夜晚睡眠中口渴难忍才不得不半夜饮水。

　　专家认为,口干并非只因渴,也不全是天气干燥引起的,该病是干燥综合征的主要表现形式之一。

　　演讲说话多是引起口干的特殊原因,高龄、天气、不良习惯、饮食是人们都认可的病因。医学表明,人在年过半百之后,体内水分的增长逐渐减少,出现慢性脱水现象,表现出微循环障碍,全身组织器官功能衰退,新陈代谢减慢,唾液腺细胞萎缩,唾液分泌量减少而引起口干。人们生活在相对湿度 40％～60％的范围内有益健康,炎热的夏天,人体的生理功能紊乱,"上火"多见,尤其心火上炎更为突出,表现出心烦意乱、口干尿赤、口舌生疮;秋高气爽气候相对干燥,呼吸道黏膜水分大量丧失,不注意补充水分易使人感到口干、咽喉干痛;冬季少雨气候干燥,许多人在家使用取暖器、烤火炉、电热毯取暖,环境湿度大降,人体流失水分多,引起口干则是情理之中。有睡觉张口呼吸、喜欢舔嘴唇不良习惯的人也容易得口干症。睡觉时张口呼吸的人,随着呼吸运动,环境中的干燥空气反复进出口腔,使黏膜长时间受到干燥空气的刺激,造成黏膜干燥及分泌物干黏而发生口干。有不少人在干燥天气嘴唇发干、喜欢舔嘴唇来缓解,事实上用舌头舔嘴唇,留下的水分蒸发使得嘴唇更干燥,越发觉得口干,可能形成恶性循环。再者,经常舔嘴唇及其周围皮肤,会在唇部留下唾液,唾液中含有的多种酶会刺激皮肤,使皮肤的酸性保护膜丧失,皮肤更容易干裂,口干反而更严重。

饮食是引发口干的重要因素,正确是饭吃七分饱,如吃得过多过饱,难保身体"进出平衡",需要过多的能量去消耗过多食物,细胞吸收了过剩的营养素而老化,随之而起的是舌头运动不灵、口干等表现。生姜虽好,吃多了产生大量的姜辣素,经肾排泄刺激肾,产生口干、咽痛等症状。橘子好吃但不宜过三,吃多了会得"橘子病",造成体内热量过高,引起机体代谢紊乱,出现口干舌燥、咽喉肿痛、大便干结等症状。荔枝味道鲜美,一次吃多了容易引起"荔枝病",病人表现出低血糖、口干、出汗、乏力等症状。人体健康需要适量的钙,膳食中多吃些富含钙的虾皮、豆类、奶及奶制品是上策,但如果长期过量补钙会产生高钙血症,患者随水分丢失出现多尿、口干、尿结石等症。维生素D是人体必需的,膳食中吃些动物食品,如鱼,适当晒晒太阳即可满足人体需求,如果过量补充维生素D,会在体内蓄积中毒,出现厌食、口干、多尿、低热等症。人体健康需要适量的必需脂肪酸,每人每天在膳食中食用适量的玉米油、大豆油、肉、鱼、奶等,以维持25克脂肪为好,不可过量也不能过少,长期缺乏者表现为消瘦、皮肤干燥,以及湿疹、脱发、口干、过敏等。

专家认为,口干的背后隐藏着有害健康的疾病及用药。牙齿缺损、龋齿、牙周病、义齿不合适等,造成咀嚼功能下降,唾液分泌减少而发生口干。糖尿病病人因多尿失水多,常感口干喜饮。甲状腺功能亢进(甲亢)患者能量代谢增快、耗氧量增加、产热多散热也多,临床症状为口干、多汗、怕热。类风湿关节炎、红斑狼疮、溶血性贫血等自身免疫性疾病患者,发生口干是常见症状之一。清晨口干舌燥可能是肾动脉硬化,造成管腔狭窄和肾血流量减少,肾小球滤出废物功能受损,肾小管回收功能减弱,肾浓缩尿的功能降低,夜尿增多而凌晨口干舌燥。医学认为,晚期癌症患者都可招致不同程度的口干。

用药引起口干屡见不鲜,地西泮、氢氯噻嗪、呋塞米(速尿)因减少唾液流量而引起口干。阿托品在治疗胃痛时常出现口干等不良反应。心绞痛患者服用冠心苏合丸后常常口干舌燥。服用抗生素四环素一周后有可能出现口干。老年人求助于补肾壮阳药,久服后表现为口干舌燥、鼻咽干结等,甚至引起中风而危及生命。药学家指出,可引起药源性口干的药物有喷托维林(咳必清)、咳平片等镇咳药、巴吉林(优降灵)、硝苯地平(心痛定)、谷维素,以及抗肿瘤药物等。

口腔专家说:口干很烦人,若是隐藏大病可不是闹着玩的,预防口干务必做到以下八点。①建立和保持良好的心态,让自己有幽默感,具有良好的人际关系,多参加休闲娱乐活动,限酒戒烟戒赌,提高自身免疫力,使外分泌腺正常工作;②日常多次少量饮水,增加水分,滋润口腔③多吃新鲜菠菜、白菜、黄瓜、竹笋、西红柿、梨、苹果等新鲜蔬菜和水果,经常在口中含些山楂片、乌梅、话梅等;④饮食清淡,尽量多喝些汤汤水水,烹调菜肴尽量偏淡,不要过咸过甜,不吃辛辣刺激性食物,吃饭时多咀嚼,因咀嚼过程可有效刺激唾液腺分泌;⑤经常漱口,坚持饭后用茶水或淡盐水漱口的好习惯;⑥睡眠时注意睡姿,宜右侧卧,改变平卧张口呼吸的不良习惯；⑦坚持适中的运动锻炼，积极治疗糖尿病、甲亢、贫血、口腔疾病、慢性咽炎等原发病，从源头上堵住病根；⑧根据病情在医生指导下服用安眠药、降压药、阿托品类药，老年人不可擅用壮阳药，肿瘤病人放疗时要遵从医嘱。

口干症的调养除多喝水、常吃富含维生素的水果及蔬菜外，可设法在蒸饭时冒出的蒸汽经冷却得到蒸馏水涂抹口腔，用明矾蘸水涂擦口唇部位也不错。行之有效的措施是嚼嚼枸杞子。民间的实践表明，每隔十天半月吃一次葱（生吃、熟吃均可），口干症状无影无踪。医生推荐，下列七方不妨一试。①枸杞子 30 粒，沸水冲泡，温时频食服，每日 1 次，连服 15 日；②适量石斛、玉米须、芦根，一起放入茶杯中，冲入开水并盖盖，10 分钟后饮用；③取银耳适量，加冰糖炖服，每日早晚各 1 次，久服有良效；④石斛 15 克，乌梅 30 克，水煎分 2 次服，连服 1 周；⑤鲜芦根 30 克，鲜枇杷（去外皮）100 克，加水煎汤，吃果肉喝汤；⑥西洋参切成薄片，每次取 2 片放入口中咀嚼，缓缓服之，每日 3～4 次；⑦胃火引起的口干可用菊花、金银花、淡竹叶共泡开水使用。医生说，"口干症"的调养别忘了口腔运动，操练时上下牙齿轻叩 36 次，舌尖在口腔内做正反时针方向搅动各 36 次，似漱口状进行鼓漱 36 次，最后将分泌的唾液分 3 次吞咽下，每天早晚各 1 次。如在本法基础上配合长呼短吸式呼吸法，效果更佳。

3. 口腔溃疡（口疮）

口腔溃疡常发生在口部，也可出现在舌头、脸颊内侧、嘴唇或牙龈上,经常反复发作,属于良性病变,一般十天左右自行愈合。

该病特点为口腔黏膜破溃,口腔内黏膜及舌体出现淡黄色或白色小溃疡面的假膜,覆盖在疮面上。复发性口疮患者,溃疡面可扩大到黄豆大小,影响进食、说话和睡眠,常伴有口臭、便秘等症状,病人很痛苦。

本病可发生于任何年龄,好发于 20－45 岁的青壮年。病因复杂,医学认为发病因素有病毒感染、天气、精神、饮食、疾病与药物、不良嗜好等方面。研究表明,人类巨细胞病毒和 EB 病毒是祸首,某人发生感冒时免疫功能低下,病毒特别活跃,细菌感染性口腔溃疡便应运而生。天气炎热人们容易"上火",这实际上是因天气、体质等原因出现的生理功能紊乱现象,表现出心烦意乱、口舌生疮、口腔溃疡等。当前不少人精神压力大、生活紧张,加之有的家庭急剧变动,情绪大波动,过度疲劳后可发病。人的饮食需要适量的维生素及矿物质,缺少或过量均有害。研究认为,多吃蔬菜水果,荤素比例为 3：7,有心者做到粗细搭配就可以了,无须额外补充药剂。有人吃饭图省事,常把饭菜一起加热,其中维生素大遭破坏,常年如此,口腔溃疡会找上门来;体内缺乏或严重超量维生素 A、维生素 B_2、烟酸、锌的人是口腔溃疡的高发人群;营养学家指出:"橘子好吃不过三",吃多了体内热量过高,引起机体代谢紊乱,出现民间说的"上火",表现为口干舌燥、口角生疮、大便干结,造成口腔溃疡是不争的事实。

临床医学认为,口腔干燥症患者可出现口腔黏膜溃疡;消化不良、胃溃疡、腹泻、便秘患者也常伴发口疮;没有咽喉病的人常喜欢口含薄荷喉片,殊不知薄荷可收缩血管、消肿止痛,长此以往可引起口腔黏膜干燥破损而引发口腔溃疡;民间有一个传统习惯,在满月婴儿的肚脐处贴敷麝香膏药,据说这样可以增强婴儿体质，预防疾病。现代医学认为，这样做对小儿极易助阳生火，致虚火内生，3～5天即可发生口腔溃疡。吸烟有百害，如果烟民的口腔被咬破，烟碱中的有害物质会附着在破损的口腔黏膜处而发病；有的人忘掉健康不注意自我调节，整天在电脑前上网，致使内分泌发生紊乱，抵抗力下降，难逃口腔溃疡的困扰。

罹患口腔溃疡十分难受，说话不方便，吃饭也受累，给生活、工作、学习带来诸多不便。预防是上策，医学推荐预防口腔溃疡有三招：一招是注意口腔卫生与保健，坚持饭后用温开水漱口，每次饭后三分钟后正确刷牙，要竖刷，上下左右里外都要刷到，病牙要选用有较强杀菌作用的药物牙膏，刷牙后要反复用清水漱口，使口腔不留任何残渣，缺牙者应尽快镶牙修复。二招是保持良好心态，注意劳逸结合，坚持适中的运动锻炼，增强免疫力，防止病毒感染。三招是保持良好的生活习惯，保证高质量的睡眠，睡眠时千万不要张口呼吸，多吃新鲜蔬菜、水果，多喝水，保持大便通畅，不吸烟、不酗酒、不迷恋上网。

口腔专家告诉病人，在对症用药时配以有益饮食调养（包括茶水）和舌按摩措施可早日康复，对不太严重的口腔溃疡施以饮食调养往往可起到意想不到的良效。

患者务必忌食辛辣、香燥的羊肉、狗肉、辣椒、花椒、胡椒、香菜、咖喱等。禁烟酒，禁食芹菜等粗纤维、多渣食物。少吃煎、炸、腌制食品。

注意口腔卫生，饭后用温开水漱净口腔，口含蜂蜜1～2分钟再咽下。饮食清淡，多喝水，多吃清热去火的萝卜、生菜、茄子、苋菜、藕、荸荠、西红柿、百合、芝麻、银耳、木耳、冬瓜、鸭肉、西瓜、梨等新鲜蔬菜水果。酸奶可清除口腔内细菌，阻止口腔溃疡的发生。

生萝卜500克洗净捣烂取汁，频频漱口，加少量冰糖炖10

分钟；生萝卜 1.3～1.5 个，鲜藕 1 节，二者洗净捣烂绞汁，取汁含漱；鲜蒲公英 100 克，洗净水煎，取汁温热含漱咽下，每日 3 次；马兰头 100 克，水煎饮服；薄荷叶数片，绿茶 2 克，开水冲泡饮用；浓茶水漱口简便易行效果好，据研究茶含单宁，具有收敛和消炎作用，可促使口腔溃疡面愈合；大白萝卜 500 克，芦根 250 克，洗净捣烂取汁，口中含漱，每日 4～6 次；白萝卜 250 克，白茅根 250 克，水煎服并食萝卜；桑叶 30 克，地骨皮 30 克，莲子 20 克，水煎服，每日 1～2 次；鲜马鞭草 100 克（干品 50 克）洗净，加水 300 毫升，入砂锅中煮沸 5 分钟（不用铁锅），药液稍温后入口中含漱 5～10 分钟，每日 1 剂，每日 6 次，效果甚佳；西瓜皮烧灰研末，放入嘴内含噙；鲜石榴 2 个，剥开取籽并捣烂，开水浸泡，稍凉后取汁含漱；杏 1 枚，黄连 1 节，甘草 1 寸，用布裹好含在嘴里效佳；不少人实践，口嚼生板栗有意想不到的效果，每日 2 次，每次取 1 个去壳生板栗放入口中，细细咀嚼咽下，医学认为板栗富含维生素 B_2，能维持皮肤黏膜完整性，修复溃疡面，促使口腔血液循环，消肿功效高。

　　有的医生认为，口腔溃疡用药物治疗效果多不理想，但运用舌按摩法不仅能减轻患者的疼痛，促进局部血液循环，加速溃疡面的愈合，缩短病程，而且对牙齿、牙周组织、口周肌群及舌体本身都有强固作用，具体方法如下。①舌舐上腭：将舌尖顶及上腭前部，轻轻用力舐压 10 次；②按摩上腭黏膜：将舌自左到右，由前向后依次舐压整个腭黏膜，共来回 10 次，按摩上牙内侧牙龈，舌尖自左向上内侧牙龈逐渐向右，直达右上后内侧牙龈，往返 10 次；③按摩上牙外侧牙龈：用舌尖舐压上牙外侧牙龈，从左到右，往返 10 次；④按摩下牙内侧牙龈：用舌尖舐压下牙内侧牙龈，从左到右，往返 10 次；⑤按摩下牙外侧牙龈：用舌尖舐压下牙外侧牙龈，从左到口，往返 10 次；⑥按摩上唇口内黏膜：舌尖自左口角至右口角舐压上唇口内黏膜，往返 10

次；⑦按摩下唇口内黏膜：舌尖自左口角至右口角舔压下唇口腔黏膜，往返 10 次；⑧按摩左颊黏膜：舌尖抵着左侧颊部黏膜，舌头做顺时针旋转 10 圈。⑨按摩右颊黏膜：舌尖抵着右侧颊部黏膜，舌头做顺时针旋转 10 圈；⑩按摩上唇：舌尖舔压上嘴唇，从左口角到右口角，往返 10 次；⑪按摩下唇：舌尖舔压下嘴唇，从左口角到右口角，往返 10 次；⑫唾漱按摩：双唇轻闭，做漱口动作，用力吮吸和鼓腮，唾液逐渐增多，使唾液从各牙间隙冲过，漱 36 下，分 3 口咽下，意送丹田。医生提醒，上述按摩操作动作要轻，将舌尖带唾液轻放溃疡面上，缓慢做舔压和旋转动作，次数自行掌握，每日 1～2 次，长久坚持，效果显著，是一般药物不能比拟的。

4. 流涎（流口水）

　　人们常说的流口水医学上叫流涎。口水（即唾液）是由口腔内的唾液腺分泌，正常人每天分泌的唾液量大约有 3 大杯，大部分在不知不觉中吞咽下去，口腔中应保持 0.1～1 毫升的唾液，以维持口腔适当的湿润并抗龋。婴儿由于靠母乳或牛奶喂养，不需要咀嚼就吞咽下去，唾液分泌量很少；当婴儿饮食中逐渐加入了含淀粉的食物，口腔便分泌较多的唾液；6 个月的婴儿乳牙萌出，新萌出的牙齿会刺激口腔黏膜，增加了唾液的分泌，加之婴儿的口腔比较小，容纳不了较多的唾液，再者婴儿还没有养成及时吞咽唾液的习惯，因此婴儿阶段经常流口水，这是正常的生理现象。有些老年人可能是初戴义齿不习惯，异物感明显，刺激唾液腺分泌增多；或是牙齿缺失、龋齿、牙周病、复发性口疮、疱疹性口炎等口腔疾病；或是感受到食物的色、香、味等刺激，通过相应的中枢和大脑皮质诱发唾液分泌中枢的兴奋，引起唾液大量分泌而流口水。有的人睡觉前好好的，一觉睡醒才发现口水将枕巾湿了一片，这是因为人在睡觉时梦见美味佳肴，刺激唾液分泌大增；或是张口呼吸，口腔干燥，促使口水分泌量增加；或是晚餐过饱，加重胃肠负担，加之活动量少，能量消耗少，引起神经疲乏而致；有的小孩睡觉时磨牙，刺激神经中枢，促使口水大量分泌，便从口角淌出。

医学认为，有人无缘无故、不明不白地流口水，发病原因有体质、坏习惯、饮食、疾病、药物等因素。具体来说，脾胃虚弱者对唾液的固摄能力下降，不能自动吞咽而淌出，这类人胃吸收功能不好，脾失健运，体质赤热者口水稠黏并口气臭秽，寒凉者口水清稀，四肢不温，大便溏薄。再说不良习惯也会流口水，比如孩子经常吮指、咬嘴唇，有的孩子喜欢咬衣角，换牙时舔牙齿，吃饭时偏侧咀嚼食物，饭后乱剔牙，睡前吃糖不漱口，睡觉时把手掌、拳头枕在一侧脸的下方，睡时张口呼吸，喜欢用手托着一边腮帮子，平时不注意口腔卫生等都容易流口水。又说饮食因素，吃了未成熟的番茄，因内含毒物龙葵素，发芽的土豆及变绿的土豆皮内含毒物龙葵碱，腐烂的生姜内含毒物黄樟素，变质发黑的甘蔗内有毒素，杏子核仁（苦杏仁）食用后产生剧毒氢氰酸，以及吃得过饱等都容易流口水。临床表明，疾病流口水是常见现象，如感染性口腔炎、咽炎、舌炎、口疮、烂嘴角、烂牙床、牙痛、脑炎、癫痫、癔证、帕金森综合征、突眼性甲状腺肿、舌癌、口腔黏膜癌等。至于药物引起流口水，药剂师是最有发言权的，临床表明病人在服用硝西泮（硝基安定）、氯硝西泮（氯硝安定）、谷氨酸钠、强心苷等药物有引起流涎的不良反应，小儿呕吐服用甲氧氯普胺（胃复安）进行镇吐，该药的不良反应也是双眼直视、流涎、吐舌等。

　　流口水的小儿围巾及上衣湿漉漉的,小儿自己不自在,家长看了也不舒服;大口流口水有失大雅,在大庭广众之下十分难堪,预防及调理让其不发生,不论在家或是在外面都能体体面面、健健康康。专家建议,预防流口水要注意从小事做起,比如纠正孩子吮指、换牙期舔牙、咬嘴唇、咬衣角等不良生活习惯,注意口腔卫生,吃饭不过饱,防止单侧咀嚼,养成细嚼慢咽好习惯,忌食青番茄、烂生姜、发芽土豆及绿皮土豆,积极治疗口腔疾病、糖尿病等病源性疾病,服药遵医嘱。

　　易流口水的人,做好生活调理有意想不到的效果。对好流口水的小儿,调理的措施如下。①灯心草 6 克,石膏 10 克,山栀子 3 克,粳米 30 克,操作时先煎石膏、山栀子、灯心草,久煎取汁去渣,加入粳米共煮成粥,每日 2 次服用;②将 30 克益智仁、30 克白茯苓研为细末,再用 30 克糯米煮粥,然后调入药末,稍煮片刻,待粥稠即可温热服食,每日早晚各 1 次,连用 7 日;③先将 5 克陈皮、10 克竹叶加水煎煮,去渣取汁,加入 5 枚(去核)大枣、30 克糯米共煮成粥,每日分 2 次服食,连服 3 日;④生姜 2 片、神曲半块,放适量糖,煎水当茶饮;⑤取吴茱萸末、胆南星粉、益智仁粉各等份,用醋调匀敷双脚涌泉穴 5~7 天。

　　医学认为,成人睡觉时流口水是脾胃功能不佳的反应,生活调理应补肾;或是睡姿不好的原因,生活调理上要调整睡姿。补肾的生活调理要做到限盐、限水及限食蛋白质,忌辛辣,忌食高嘌呤的菠菜、芹菜、鸡汤、鸭汤、鱼汤,忌食含钾丰富的韭菜、苋菜、紫菜、香椿、百合、香蕉;多吃新鲜冬瓜、黄瓜、藕、白菜、海带、胡萝卜、番茄、木耳、大枣、葡萄、梨。取冬瓜 1 斤、鲤鱼 250 克,加水清炖吃瓜、鱼亦很好。睡觉时调整睡姿非常重要,因为趴睡、侧睡容易流口水,因此养生专家提倡尽量保持仰卧。

5. 唇 疾

嘴周围一圈的嘴唇血管接近黏膜表面,毛细血管丰富,因而色泽红润、干湿适度、润滑有光。一旦唇色异常、口唇发生炎症、口唇异样,往往是身体出了点问题。

医学认为,唇色可透露健康状况。唇色苍白者常是体虚、贫血或失血过多,常见症状是头晕、耳鸣、眼花、眼冒金星、精神萎靡、注意力不易集中、手麻等,女性月经期易出现;唇上部苍白并伴肿胀、腹痛者多见于大肠病;下唇苍白者以胃病居多,常见胃痛、上吐下泻、胃冷等;唇色微黄表示心脏衰弱;唇色深红(医学上称为发绀),说明火气太旺,常有牙痛、头痛、头晕、便秘、尿黄等症状,是肺炎、肺源性心脏病(肺心病)伴心力衰竭及气喘发作的表现;唇色呈樱桃红色是煤气中毒;唇色变紫说明肺部有病,青紫色乃是中风、肺心病、血管栓塞等危急之症;唇色发黑多因消化系统出了问题,可能是肝脏有病,若唇上部出现黑色斑块是肾脏有病,常有厌食、恶心、呕吐等症状,双唇黑紫略红色常是肺炎、心力衰竭、气喘、肺心病等症表现;医生说:"嘴唇越来越迟钝了,是胰脏功能衰弱的标志。"

口唇发生炎症,西医说是唇炎,中医称之为唇风,多发生在下唇部,以秋冬季多见,表现为口唇初起红肿、发痒,继则有烧灼感,久之皲裂,起痂皮,脱屑,且反复剥落。临床上将唇炎分为急性、慢性两种,前者下唇部暗红肿胀,数天后出现密集成群小水疱,疱破后糜烂结痂;后者常为灰白色角化性斑片,极个别患者可演变为黏膜的斑病或发展为鳞癌。医学上亦有将唇炎分为剥脱性(常见,多为下唇红肿、糜烂、结痂、痂皮一次次呈片状脱落,有烧灼、疼痛感,脱落后露出红亮湿润面,然后长出新痂皮,病程持续数月数年)、腺性(常在青春期后发病,高龄者居多,在上唇、颊部甚至咽部可有肥厚性黏性腺增生,发生唇部肿胀,表面露有一层黏性薄膜,晨起时上下层有时粘在一起,用手指触摸唇部有砂粒样小结节,患者常有绷紧感和触痛)、日光性(多发生于农民、渔民和户外工作人员,常在春末发病,夏季加剧,秋后减轻或消失,日光暴晒后加剧)三类。

口唇异样指的是唇不再红润光滑,而是唇干裂、肿胀、起疱生疮、糜烂、唇茧、唇腭裂等。不少人日常感到嘴唇干燥开裂十分难受,甚至发生肿胀很不自在,更有甚者嘴唇起疱,初为密集成群小米粒样大小的若干个水疱,疱液透明,疱破后发生糜烂、渗液,以后逐渐干燥结痂,数天后多数自行痊愈,少数反复发作。也有人病唇初起黄豆大小的瘤,渐渐肿起如唇茧。医学上说的唇腭裂指的便是兔唇,俗称"豁嘴子",患儿常伴有牙齿排列差,先天缺牙,上下颌骨前突或后缩等牙颌畸形。严重影响咀嚼和语言功能。

研究表明,唇炎的发生有外在和内在病因。冬春天气干燥,生活习惯不佳,如经常舔唇,用刺激性唇膏,患有脂溢性皮炎等可诱发剥脱性唇炎;遗传,吸烟,口腔不卫生,牙膏过敏,外伤,吹奏乐器,情绪变化等可引发腺性唇炎;经常日晒,日光过敏者易引发日光性唇炎。医学认为,饮食不科学,体内缺少维生素 B_2,烟、酒、药及化妆品过敏(包括描红唇)常引起嘴唇干燥甚至破裂,不少人喜欢舔嘴唇,这样会越舔越干,因为唾液较稠黏,舔在口唇上好像涂了一层稀浆糊,只能滋润口唇片刻,舔了更干燥,如此恶性循环会导致口唇干燥、红肿、糜烂、结痂、起皮。医学认为,室内空气不流通,喜欢描红唇、舔嘴唇、咬唇的人,吃了变质的青菜及未腌制好的咸菜,食用未经妥善处理的棉籽油,过量食用槟榔,可引起脾火旺及胃痉挛,误服乌头碱、中药川芎等易导致唇肿胀。医学认为,天气干燥,体内缺水,日常不吃少吃绿色蔬菜,体内缺少 B 族维生素,身体抵抗力差,平时又不注意防范,病毒通过餐具、唾液、黏膜感染等,易发生唇部疱疹。医学认为,因天气关系,个人生活习惯不良,经常熬夜、抽烟、偏食等易发生烂嘴唇。医学指出,常吃厚味煎炸食物,伤了脾脏使肾水枯竭,痰随火上升,驻于唇致茧唇,常描红唇的女性罹患茧唇也是不争的事实。医学告诫人们,遭受煤气中毒可致口唇呈樱桃红色,食用变质青菜及过量服用六神丸中毒者可致口唇青紫。医学认为,父母双方年龄都偏大,尤其是孕妇吸烟和妊娠早期缺乏叶酸(富含在绿色蔬菜、豆类、肝、肾、鱼、乳品)易导致新生儿罹患"豁嘴子"(兔唇)。

口唇异色或异样不仅有损面容美观,而且给生活带来不便、烦恼和痛苦,口腔科医生告诉人们,"预防为先是上策""力争做到护唇防病保健康",为此,务必做到以下几点。

防唇裂肿胀要关注天气变化,生活中多饮水,多吃新鲜蔬菜水果,饮食低脂低盐,多摄食淡菜、黄瓜、莲藕、百合、荸荠、梨、苹果、香蕉,少吃或不吃火旺的生姜、大蒜、老葱、辣椒、炒花生、桂圆、牛羊肉、多味瓜子、烟酒等,可防烂嘴唇、茧唇;还要注意清洁唇部,定期去除唇部死皮,可选用软毛牙刷轻轻擦拭唇部以去除死皮;务必改掉用舌头舔唇坏习惯。预防唇部疱疹可用"芦荟汁"涂抹唇部,亦可每日 2～3 次用 10 毫升甘油加入 5 滴 95％乙醇涂擦唇部。

预防口红病应选用优质口红,注意保质期,用后低温保存,注意及时卸妆,餐前务必用清洁的面巾纸擦去口红。

避免生育兔唇儿应重视婚检产检,女性生育时间宜在 25 岁至 30 岁。孕妇心态好情绪稳,远离辐射,戒除烟酒,不偏食不挑食,常吃富含叶酸的绿色蔬菜、豆类、肝、肾、鱼、乳品等,不烫发,不在新装修的房间长时间滞留。慎重用药,避免感冒,防范风疹等病毒感染。

养生人士常常津津有味地说:"无病先防,苗头即杀,有病早治,治后重养";古人说得好,"三分治七分养",重视病后心理、生活习惯、饮食、运动等方面的调养,必要时按医嘱服用增加疗效、防恶化、防复发的药物,防范病魔杀回马枪。有关专家和口腔科医生教人们对付唇疾的调养有如下几招。

护唇防病及病后调理一定要保持口腔卫生,治疗牙周病,早晨起床洗漱后喝杯温开水,口唇上涂些搽脸油,风大干燥外出时戴口罩,上下唇及口角涂些用胶原蛋白或蜂蜜制成的唇膏,彻底改掉舔嘴唇、咬唇坏习惯,防止日光照射,不用劣质口红,餐前务必用清洁的面巾纸擦去口红。

口唇干裂可取蒸饭时冒出的蒸汽经冷却得到的蒸馏水涂抹,一天数次,3天即愈,且屡试屡灵;用淡明矾水涂擦干裂处效佳;用消毒棉蘸浓茶水(绿茶为好)轻轻涂擦很不错;有人用冷开水加入适量甘油调匀涂患处简单又高效;平时常吃些山药、小白菜、油菜、白萝卜、黄豆等效果惊人。

口唇干裂生疮取橄榄炒后研为细末用猪油调匀后涂擦在疮处;将苹果洗净连皮切成几瓣加入水中煮熟,取出后连皮吃下,每天1次,每次1个,连吃10个,嘴疮可消失;取白梅的花瓣贴在疮面上(开裂出血不可用)数日疮消。

口唇干裂红肿起皮,早晚用温热水洗洗,涂点油脂膏,再多吃些新鲜蔬菜水果也就没事了。口唇肿胀时可用切开的土豆来回涂抹,十分显效。

将煮沸过的茶叶水冷温后涂在嘴唇疱疹处,或将1小袋茶叶放在水中煮沸后,冷温时贴敷在嘴唇疱疹处,4天后疱疹消退;嘴唇起疱疹用土豆皮外敷简单有效;中医告诉人们,平时多食用鸭肉、鸭血进行调理非常好。

发生唇炎用 20 克黄柏煎成浓汁涂擦有意想不到的效果；1 日 2～3 次涂抹碘甘油或 1 日 2～3 次涂抹明矾水可进行有效调理；民间取白鲜皮 13 克，蛇床子、川槿皮各 10 克，地肤子、苦参各 30 克，水煎外涂，每日 3 次，调理者都说好。

烂嘴唇可 1 日 3 次，每次 2 片维生素 B_2，1 片维生素 C，调理效果十分明显。

调理茧唇用青头鸭 1 只，苹果 1 个，赤小豆 250 克，温火炖汤饮用；亦可用白木耳、黑木耳、冰糖各适量煮汤食用。

6. 舌　病

人的正常的舌颜色应淡红润泽，舌质柔软，活动自如，有一定的自洁作用，上面有一层薄薄的白苔，像一层透明的青纱，盖在淡红的舌面上，使舌质若隐若现，生机盎然；舌上长有味蕾，能产生味觉，使人尝到食物的滋味。

舌与人体各脏器的关系非常密切，尤其是舌苔的变化与消化系统功能关系更甚，中医通过检查舌体舌苔，可以诊断出上百种疾病。当人体患病后，舌往往会出现异色、异味、舌炎、舌痛、舌干、舌肿、舌硬、舌厚、舌疮、舌烂等。照镜子自我检查时发现舌苔发黄可能是医学上说的"肝火"，也可能是膳食中全素无荤，或者是大量饮酒，体内缺乏维生素 B_{12}，以及肠胃有病；舌发白可能是胃有毛病，女性月经期也有舌苔发白的情况；青紫舌是体内有瘀血的标志，可能是冠心病、肺心病、慢性肝病、糖尿病、脉管炎、红斑狼疮、妇女痛经或许是癌症；舌苔发黑可能是长期发热，或是应用了大量多种广谱抗生素，或是出现肾亏，更有甚者是患了尿毒症、恶性肿瘤。人年过半百之后，全身组织器官的功能开始衰退，唾液分泌量与舌质也会发生变化，加上神经系统的反应和口腔黏膜弹性降低，因而感觉有舌苦症状，老年人约占30%，大多属于生理性的舌苦；此外，超量服用云南白药发生中毒也会出现舌苦。

舌炎常表现舌裂纹、萎缩、中央菱形等，其病因可能是少食或不食富含微量元素的绿叶蔬菜、豆类、燕麦、瘦肉，致使体内缺少B族维生素及微量元素铁；常吃刺激性食物及口服抗生素药物四环素也会发病；不注意口腔卫生、感染白色念珠菌而发病是医学界的共识。

专家认为，舌痛是动脉硬化的先兆，突然舌痛是脑栓塞的信号，当然，尖锐的牙尖，不合适的托牙基板，口内同侧两种不同金属的修复体，上下颌相对时产生的微弱电流刺激也可能引起舌痛。

老年人生理性的舌干是司空见惯的，医学认为平卧睡眠时张口呼吸，津液很容易挥发而口舌发干；进食过饱，体内消化腺分泌自动减少，唾液跟着减少，应运而生便是口舌发干；一次过多食用橘子，孕妇盲目进补桂圆、狗肉与桃核同吃，老年人久服壮阳药等情况发生口干，是营养学家提醒众人需要注意的事项。

研究人员发现，有人饮啤酒后发生过敏反应而出现舌肿；膳食不科学、体内缺少烟酸（绿色蔬菜、豆类、小麦胚芽、牛羊肉等）也是发病的重要原因。

医生说，舌硬者是脑缺血状态，往往是高血压、糖尿病、心脏病、肥胖、嗜烟酒等原因，使脑血管狭窄、堵塞，致使脑组织坏死而发病。

医学调查表明，舌苔变厚可能是罹患慢性胃炎、急性肠胃炎等消化系统病变，导致无法进行正常的消化吸收和排泄而引发；此外，口腔卫生不良、口腔内有炎症、张口呼吸等也会使舌苔变厚。

舌生疮不但影响进食，患者也很痛苦。医学认为，舌疮的发病主要是人体缺乏 B 族维生素（富含在绿色蔬菜、米糠、麦麸、小米、酵母、花生、鸡蛋、肝等）；缺少叶酸（富含在动物性食品、绿色蔬菜、水果、粮食及其制品）；一次过多食用柿子也会发病。

舌溃烂给患者带来麻烦和痛苦，病因可能是癫痫病人发病时自己咬破的，更常见的则是冬天常急吃烫火锅，以及某些人过多地、经常地用嘴嗑瓜子剥果壳而致病。

舌生病不只是麻烦，而且妨碍进食，影响健康。预防舌病要做到护舌、防舌炎、防口舌生疮、防舌痛。

护舌要做到多次少量饮水，不渴也喝水，使身体补足水，因为水可使机体保持各种功能平衡，促进机体新陈代谢过程顺利进行。睡姿宜采用右侧卧，绝不可张口呼吸，适当垫高枕头。常吃槐花防舌病说服力强，操作时将槐花、地骨皮、生地黄各 30 克洗净，煎水去渣取汁，与 30 克粳米共煮粥，每天 1 次食用。避开用药误区不可小视，小儿呕吐时切勿服用胃复安，因该药不良反应大，不停吐舌或不停翻动舌，很危险；再说小儿误服药物抽筋时，可让小儿咬一只包有纱布的筷子以保护舌头，同时让小儿面部侧向一旁，使呼吸畅通，并尽快送医院抢救。

防舌炎首当其冲的是保持口腔清洁，饭后养成温开水漱口良好习惯，戒烟不可少，必要时采用氯己定（洗必泰）液漱口简单易行效佳。

防口舌生疮可喝药茶，取茶叶 5 克，柿霜适量，开水冲泡成"柿霜茶"饮用显效。

医学跟踪调查舌痛病人中，有相当一部分患者是由于缺铁性贫血引起的，可见预防舌痛要预防缺铁性贫血，为此在日常膳食中适当多吃一些含铁丰富的黑木耳、紫菜、芝麻、燕麦、蘑菇、肝、鱼、畜禽肉等;注意使用铁锅炒菜,少放油,多加醋;饭后不喝浓茶、红茶、咖啡,以免阻碍铁的吸收。

舌病在治疗和治愈后,专家对其调养除前文说的预防事项外,还提醒人们在生活习惯和饮食方面多加留心。

一是爱惜唾液(口水、唾沫)。日常不可乱吐,因为唾液是由腮腺、颌下腺、舌下腺分泌汇集到口腔里的一种消化液,可助消化,保护胃黏膜,又可杀菌防癌,唾液吐弃实在可惜。

二是饮食。日常膳食多吃水分大、纤维多、热量低、含大量黏液蛋白的碱性食物,如山芋、白萝卜、番茄、丝瓜、藕、山楂、绿豆等,使血液保持酸碱平衡,维持血管壁弹性,阻止动脉硬化。

7. 口 腔 癌

口腔癌系指发生在口腔内,包括唇、舌、腭、牙龈、颊及口底黏膜的癌,有溃疡型(在口腔黏膜出现溃疡)、增生型(在口腔黏膜出现乳头样突起或颗粒状肉芽组织增生性病变)、浸润型(口腔黏膜发硬和触痛)共三种类型,常表现为口腔出血、多唾液、流涎、口腔或咽部麻木或疼痛、牙松动且咬殆不良、舌运动不足、说话不清、吞咽时疼痛、颌面部肿块等症状。

中老年人,尤其是男性,出现牙龈肿痛、长期的口腔溃疡、口腔及口唇部位有肿物、质硬、表面不光滑、长期不消退、口唇及舌尖等口腔黏膜白斑、乳头状瘤、颊部黏膜、牙龈及腭黏膜黑斑、舌头糜烂或喉咙肿痛、溃疡糜烂固定在口底部并发展到出血、颈部出现肿块、发音不清晰、口味变涩,有可能转化为口腔癌,专家告诉人们,口腔黏膜变成白色、褐色或黑色,口腔内黏膜或牙龈有绒毛样或菜花样物质,是口腔癌的早期信号。

肿瘤早期为无痛肿块,生长缓慢,周围界限清楚,质地较硬,呈结节状,表面皮肤不粘连,可推动,并逐渐长大。舌癌多发生于舌缘,早期仅有一个无痛性小硬结,生长快,常波及舌肌,舌出现溃疡可见溃疡边缘隆起,底面高低不平,容易出血,进食及吞咽均发生困难。唇癌好发于口腔黏膜与面部皮肤交界处,早期病变为不痛不痒的小硬结,质地较硬,逐渐增大,表面常常形成高低不平的溃疡面,有时向外突出如菜花样,容易出血,血味恶臭。牙龈癌早期侵犯牙槽骨及颌骨,使骨质破坏,引起牙齿松动和疼痛,常发生张口困难。颊黏膜(俗称腮帮)癌早期多有肿块或有大小不等颗粒状肉芽的溃疡,开始生长缓慢,逐渐发展并恶化,当发生淋巴结转移、合并感染时出现疼痛及不同程度的开口困难,影响咀嚼。

口腔癌的自我检查简便易行,具体方法:①在洗脸或洗澡时用双手触摸腮腺面颊部、颌下及颈部有没有无痛性包块;②照镜子时注意观察唇及舌背部有没有无痛性红色或白色斑块及异常硬块;③张大口用镜子看看上腭及牙龈有没有红肿或无痛性结节。通过自我检查如有异样应速去医院诊断。

专家认为,口腔癌的发生可能与癌前病变、病毒感染、不良的陋习、牙周病等有关。首先,说说癌前七种病变。①口腔黏膜及舌腹出现红斑、色鲜红、界限清楚又柔软;②口腔黏膜出现表面粗糙、边缘清楚,稍有隆起的白色斑块,有皱纹,局部有异物感甚至灼痛;③久治不愈的白色条纹或浅蓝色有光泽的扁平苔藓;④口腔黏膜下发生纤维性条索;⑤口腔黏膜形成白色或红色硬块;⑥口腔黏膜中心溃烂凹陷,四周边缘呈外翻隆起,好像火山口一样,用手指接触较硬但无痛感;⑦口腔中有许多赘生性小肿物,慢性炎性肉芽肿的长期不良刺激。次之,说说病毒感染,研究者认定,人乳头状瘤病毒感染可诱导正常口腔上皮细胞转化而癌变。至于说不良陋习引发口腔癌包括进食高热量高脂肪饮食、常嚼槟榔、过度日光照射、少运动、吸烟、酗酒等都是口腔癌的严重杀手。最后,说说牙病,有关学者认为,患有牙周病而疗效不好,拔牙后创口不愈,肉芽组织从创口长出,长期患龋齿,义齿咬殆对位不良,有残牙、牙托等慢性刺激均可致病。

了解疾病的病因,反其道而行之往往是预防的高招。为此,务必保持良好的生活习惯,消除致癌因素。养生人士认为,良好的生活习惯是健康少病的重要因素之一,预防口腔癌在日常要做到坚持早晚刷牙和饭后漱口的好习惯,不时做做叩齿、鼓漱、运舌、按摩是口腔自我保健的重要措施,叩齿时轻微闭口,上下牙齿相互轻轻叩击数十次;鼓漱时咬牙,如口内有物,用两腮和舌做动作,反复几十次,漱口时口内多生唾液,等唾液满口时分几次慢慢咽下;运舌时用舌在口腔里、牙齿外,左右、上下来回转动,等到津液增多时鼓漱十余下分一口或几口咽下;牙龈按摩时可用食指操作,由牙根向牙冠做上下和沿牙龈水平做前后方向揉按,依次按摩上下、左右的内外侧牙龈约数分钟,改善血液循环,增强抵抗力。预防口腔癌要树立良好的生活习惯,还包括多吃新鲜西红柿(内含红色素有助恢复体内杀掉不正常细胞的天然功能)、芦笋(内含物质可增强机体免疫功能,控制细胞异常生长)等新鲜蔬菜,坚持适中运动(多吸氧,加快血液循环,增强免疫力)、戒烟、少酒、不嚼食槟榔,预防牙病等,达到减少和远离口腔癌的危险。重视癌前病变非常重要,若出现口腔白斑、红斑、扁平苔藓、口腔黏膜硬结等病症不可大意,应及早就医诊疗。

专家指导患者术前、术后的护理要点如下。术前做好思想工作,给予情感支持,认真做好心电、胸部拍片。糖尿病病人查血糖等术前准备,加强口腔护理,用 1.5%过氧化氢(双氧水)漱口,烟民要戒烟,术前 3 天做好供皮区及手术区域的皮肤准备。术后护理有八条。①严密观察生命体征变化,每 15～30 分钟测血压、脉搏、呼吸,观察尿量变化;②保证呼吸道畅通,及时在健侧清除口腔内渗血或吸出口腔内分泌物;③全麻未醒应去枕平卧,头侧向健侧,完全清醒后应取斜坡位,头部适当制动,注意伤口有无渗血,并抬高手臂 20°～30°,有利于循环,减轻肿胀;④密切观察移植皮瓣的存活情况,发现异常及时报告;⑤防皮瓣血栓,病人应置于 22～25℃的空调房间,禁用止血药,红外线烤灯局部照射,促进血液循环;⑥保持颈部血管畅通,注意观察流液的颜色、性质和流量,如引流颜色鲜红,每小时超过 50 毫升应及时报告医生;⑦禁食忌吞咽,及时用生理盐水棉球清理口腔内分泌物和渗血,做好口腔护理十分重要;⑧饮食要保证营养供给,术后 10 天采用鼻饲管喂食果汁、菜汁,温度在 37～39℃,量不多也不快,1 天 6～8 次,每次 200～250 毫升,若胃不适可在鼻饲后用少量温开水冲胃,以后逐渐过渡到半流食、软饭、普食。

有关肿瘤专家告诉患者,病在口腔,心理及饮食调养非常重要,面对癌魔要在战略上藐视,战术上重视,及早诊治除去毒瘤是件好事,要有饱满的乐观主义精神,不消极悲观,看到光明,唱歌、跳舞、做操、做公益慈善事业,定会梦想成真。治疗及康复后注意调养,使不少病友健康长寿,况且如今的政策、信息得民心、顺民意,多种抗癌药大降价,社区及家庭医生服务到家,自己的调养努力到位,前景十分乐观。

许多医学家的临床观察发现,茶叶对防治恶性肿瘤有一定的作用,可缓解症状,促进康复。研究证实,每日饮开水泡 5 克红茶,不但可防癌,还有一定治疗口腔癌作用;用红茶水漱口有对抗烟碱毒素作用,是口腔保健的上策。

日常膳食多吃新鲜蔬菜水果,少吃红肉十分有益。营养学家倡导患者常吃能提高机体免疫力的胡萝卜,富含抗癌物质褐藻胶的海带、紫菜,阻止癌细胞生长的洋葱,断绝癌细胞营养供给的大豆,使癌魔望而生畏的大蒜,改善症状的荸荠,誉为抗癌之王的红薯,可杀死癌细胞的柑橘,可使病愈康复时间大大提前。专家推荐,取白花蛇舌草、半枝莲各 30 克,水煎 2 次去渣,取汁代茶饮用,有利口腔癌早日康复。如果发生癌肿疼痛,取核桃树枝 120 克,切成小段,置入砂锅或铝锅(忌用铁锅),放入 4 枚鸡蛋,加水浸过树枝同煮,蛋熟后敲碎蛋壳再煮 4 小时,日服 2 次,每次 1~2 枚鸡蛋。肿瘤专家还告诉患者,在治疗及康复休养期间,还可进行擦背擦胸操作,操作时用干净的双手指横擦竖擦前胸后背,进行毛细血管体操,可激活胸腺,增强血液循环和淋巴液流动与更新,促进口腔癌早日康复。

8. 食管癌(食道癌)

食管是一个肌性管道,从第 6 颈椎下缘起始,沿脊柱前方下降,经胸廓上口入胸腔,穿过膈肌的食管裂孔入腹腔,与胃的贲门相连,全长约 25 厘米。食管全长粗细不均,有三个明显的狭窄,是异物易滞的部位,也是肿瘤的好发部位。医学上将食管部位发生的上皮来源的恶性肿瘤叫食管癌,是消化道中仅次于胃癌的第二个常见的恶性肿瘤。

食管癌多发于食管的三个生理狭窄部位,食管上段发病率占 20%,中段占 50%,下段占 30%。按病理长度分期,1~2.9厘米为早期,3~4.9 厘米为中期,5 厘米以上为晚期。

食管癌的发病男性多于女性,一般在 45-65 岁,北方高于南方。40 岁以后发生噎食是早期信号,进食吞咽时有阻力,咽下不畅,有堵塞或异物感,食后腹部饱胀,同时伴有倦怠、胸骨后疼痛、胸闷等,逐渐消瘦,进食逐渐困难,发展至仅能吃半流食,最后吃流食也困难,甚至不能进食,终因衰竭而死亡。专家提示,患者易发低热,尤其放疗或化疗后低热缠绵不退,每到午后或夜间加重,手足心灼热、咽干舌燥、乏力不适,烦渴欲饮,咳吐少量黏痰,小便短赤,舌质有裂纹,舌苔薄黄或光剥无苔等舌体异常。

有上述症状应及早去医院检查诊治。①早期诊断的首选是食管脱落细胞学检查,方法简便痛苦小;②令病人分次小口吞咽钡剂,多方位观察和气钡双重造影,发现较早癌征象;③纤维内镜检查,准确率达 85% 以上;④对食管癌的分期、判断切除有帮助的胸部 CT 扫描;⑤测定病变深度及区别病变在食管内壁部位的食管内镜超声检查。

食管癌发病的原因及这种癌魔"青睐"的人群如下。①遗传:患者有家族史者比一般人发病率高 4 倍,这可能与染色体的畸变会遗传给下一代有关;②饮食:调查表明患者中 75%～90% 喜吃热烫食、喝烫茶,进食狼吞虎咽,吃霉变的花生、玉米,喜吃腌制的咸鱼、香肠和腌制不透的白菜、萝卜,用激素和化肥生发的无根豆芽,狂吃猪油渣,膳食不平衡,缺乏维生素 B_2、维生素 C、维生素 E,引起食管黏膜发生炎症而日久癌变;③心理上,长期的忧愁、惧怕、嫉妒、憎恨、忧郁、怯懦等使人的肝气郁结,进而血瘀成块而致病;④曾有食管炎、食道黏膜上皮不典型增生、食管黏膜白斑、食道受腐蚀性物质刺激或烧烫伤等食管病变者易发病,每周至少发生一次胃灼热或胃酸的人,患食道癌的危险性是正常人的 8 倍;⑤陋习也是重要的致病因素,烟草中致癌物亚硝胺含量高,酒中的有害物质对人体细胞癌变起到推波助澜作用,如果吸烟又酗酒更是雪上加霜,空气及水源污染,加之平时不注意口腔卫生等,对食道癌的发生与发展起到添砖加瓦的作用。

食道癌是严重威胁人类生命的恶性杀手,不可不防。预防该种恶魔必须做到以下几点。

（1）健康向上、积极进取、宽以待人、助人为乐,多参加公益事业、知足常乐的好心情,加之坚持适中的运动锻炼,增强免疫力,不让食管癌有可乘之机。

（2）戒烟限酒,不吃烫食,不饮烫茶,不嚼槟榔,不吃存放过期及霉变食物,少吃腌渍、烟熏食物,少吃或不吃辛辣刺激性食物,多吃新鲜蔬菜水果,尤其要多吃富含微量元素钼、可抑制人体吸收亚硝胺的卷心菜、大白菜,碱性很强、预防显效的海带,富含胡萝卜素、防止细胞癌变的胡萝卜,含有 β 隐黄素、防食管癌威力强大的橘子,含白藜芦醇、抗毒素的花生等,预防食道癌有意想不到的功效,注意给蔬菜施以钼肥为好。

（3）对于食道上皮细胞中重度增生者应给予维生素 B_2（核黄素）、维生素 A。

食道癌病人的术后护理应重点加强呼吸道护理,必要时进行鼻导管吸痰或气管镜吸痰,清除呼吸道分泌物,促进肺扩张;禁食期间保持口腔卫生,严密观察伤口渗出情况,防止切口感染;禁食期间可给予静脉营养支持,按医嘱给患者进食高蛋白、高维生素、低脂、少渣饮食,观察食后情况。对于食管癌切除后颈部吻合瘘的护理要做到密切观察,尽早发现吻合口瘘的发生,量体温,看情绪,早期发现吻合口瘘,要及时处理,保证伤口尽快愈合;颈部伤口必须充分引流,及时冲洗,更换敷料,保证伤口清洁;营养方面可将营养液进行滴注,实行空肠喂养。对于术后排痰护理要清洁口腔,清醒后取半卧位休息,鼓励病人经常进行深呼吸,当其用力咳痰时,护理人员用双手轻轻按压病人伤口处,以减轻疼痛,痰多黏稠不易咳出可用雾化吸入法,如痰量较多难以咳出,可用较软的吸痰管缓慢吸痰。对于放疗病人护理要注意口腔卫生,饭前饭后用温开水漱口,刷牙用软毛牙刷,动作轻柔,禁烟酒,忌酸咸食物,不强求病人进食,视病情及消化吸收能力进食样多量少、少渣或无渣的蔬菜水果、奶类、鸡鸭鱼肉、杂粮面食,进餐时少饮水,餐前餐后 1 小时也尽量少喝水,如恶心、呕吐不止,则需给予补液对症支持治疗。

专家提醒病人术后应注意以下几点。首先,要树立战胜疾病的信心,这会使机体免疫系统活动增强,抑制癌细胞生长。其次,要合理饮食,多吃富含蛋白质的瘦肉、豆类、蛋类、奶类;多吃易于消化吸收的蜂蜜、蔗糖、奶油、植物油等;多吃富含维生素的新鲜蔬菜、水果、动物肝脏等;多吃富含微量元素硒、钼的香菇、海带、紫菜等;要少吃多餐。饭后宜活动一会儿再卧床休息。及时做好复查,每年要复查一次。

食管癌病人的调养除要有一种良好心理素质积极配合医生外,重在饮食,专家说宜多吃具有抗癌作用的山芋、卷心菜、大葱、大蒜、胡萝卜、白萝卜、大豆等;还要多吃富含 β-胡萝卜素和维生素 C 的芹菜、菜花、菠菜、韭菜、生菜、蒜薹、洋葱、西红柿;多吃富含微量元素硒的蘑菇、海带、紫菜、虾皮、动物的肝、肾等。老年患者的饮食调理要多吃蔬菜水果,保证维生素 C、维生素 E、维生素 A 和微量元素钼、硒、锌的摄入,荤素兼有,进食不快、不过热、不过硬、不过粗;常吃助康复的核桃仁、桑椹、黑芝麻、蜂蜜、海参、杏仁、刀豆、无花果、猕猴桃、荔枝、梨、乌骨鸡、甲鱼、鲫鱼等;术后康复期间常吃薏米仁粥、大枣、糯米、莲子、桂圆、枸杞子粥,以及酸奶、蛋类、豆制品等;食欲缺乏者可吃些山楂、石榴或橘皮、生姜、鸡肫等配餐煨汤饮服。

患者放化疗期间的饮食调理,可配合丰富的营养食物以提高对抗癌药物毒副作用的耐受性,给予高热量、高蛋白质的鸡、

鸭、鱼、虾、瘦肉、鸡蛋等,如有五心烦热可食银耳粥或 0.15 克
西洋参切片泡茶喝,炖服甲鱼汤,主食可选食包子、饺子、馄饨、
面条等。患者放化疗的饮食调理亦可根据季节及饮食习惯,选
食富含维生素 C、维生素 E 的西瓜、香蕉、苹果、橘子、桃、菠萝、
杏、橙子、山楂、草莓、猕猴桃、梨等;为帮助患者排毒,同时又补
充水分,可饮用绿豆汤、牛奶、豆浆,如出现白细胞下降、血小板
减少,可食大枣、赤小豆粥、水煮花生米或炖乌鸡、阿胶、煮豆腐
等。为帮助放化疗病人尽快康复,以下 3 个方剂显效。①咽下
困难,有呕吐症状时,可取半夏 18 克,附子 1.5～3 克,栀子 9
克,水煎取汁分 3 次服,加适量干姜效果更好。②吞咽困难并
发喘息时,取茯苓 18 克,杏仁 12 克,桑白皮 3 克,水煎服。③
板蓝根 30 克,猫眼草 30 克,人工牛黄 6 克,硇砂 3 克,威灵仙
60 克,制南星 9 克,制成浸膏干粉,每日 4 次,每次 1.5 克。

9. 胃　炎

　　人体最膨大的消化器官是胃,位于腹腔左上方,上经贲门
连接食管,下经幽门连接十二指肠,成人胃的最大容量约为 3
升。胃有容纳与混合食物、分泌胃液和初步分解蛋白质等功
能,各种食物在胃中被分解成细小的颗粒,并在胃的蠕动下,与
液化液充分混合送入小肠。

　　当胃黏膜(胃内膜面)受到物理的、化学的、细菌的侵袭和
损伤时就会发生炎症,这就是胃炎。胃炎分为急性和慢性两
类,前者常为单纯性和糜烂性两种,儿童多见。慢性胃炎通常
分为浅表性、萎缩性、肥厚性,以及胆汁反流性;还有药物性

胃炎。

急性胃炎的症状表现为上腹痛,正中偏左或脐周压痛,呈阵发性加重或持续性钝痛,伴腹部饱胀;少数患者出现剧痛时还会恶心、呕吐,呕吐出来消化食物,也有的病人吐出胃酸;患者发生腹泻伴发肠炎时呈稀便或水样便;病人因反复呕吐和腹泻,发生皮肤弹性差,眼球下陷、口渴、尿少等脱水现象;严重者血压下降,四肢发凉;少数病人呕吐物中有血丝或呈咖啡色;部分患者可见发热。

我国人群中慢性胃炎的发病率高达 60%,该病起病缓慢,有消瘦、疲乏无力、指甲脆弱等症状。浅表性胃炎患者食欲减退,饭后上腹部饱胀不适,或有压迫感,嗳气后自觉舒服,或时有恶心、呕吐、反酸、疼痛等。长期反复发作或经久不愈可转变成萎缩性胃炎,主要发生在中老年。萎缩性胃炎患者食欲减退,饭后饱胀,上腹部钝痛,大便或干或稀,日渐消瘦且贫血,10～20 年癌变率约为 10%。肥厚性胃炎患者上腹部疼痛类似胃溃疡,亦可因进食或服碱性药物而疼痛暂时缓解,常有消化不良,有些患者可并发胃出血。胆汁反流性胃炎表现为上腹部不适、剧痛,食欲减退,伴嗳气、恶心、呕吐、反酸等。药物性胃炎主要表现为上腹部不适,疼痛、灼热感,以及食欲缺乏、恶心、呕吐、吐酸水,严重者出现呕血,便血,休克,甚至发生胃肠穿孔。

胃炎的发病是经口传播,致病的祸首是细菌病毒[急性胃炎的致病菌(毒)是沙门菌、金黄色葡萄球菌、流感病毒、肠道病毒;慢性胃炎的致病菌是幽门螺杆菌],临床和医学调查发现,年长者、气候、心理、饮食、生活习惯、疾病、药物等因素会使这些病菌(毒)侵袭猖獗而发病。医学认为,随着年龄增长,机体免疫功能下降,加之胃黏膜逐渐萎缩,胃分泌功能减弱;再者,老年人牙齿脱落后,咀嚼食物不细,有时甚至囫囵吞枣似地把食物吞下,加重了胃负担,粗糙食物易引起胃黏膜发炎。临床调查发现,严寒季节寒冷的刺激使大脑皮质的功能紊乱,胃迷走神经反射可使胃酸分泌过多,同时因冷的刺激血液中组胺酸增多,自身的抵抗力下降,慢性胃炎的发病率或复发率大增。天气炎热时,人若多吃冰箱内的冷食,胃肠受到冷刺激,血管骤然收缩变细,血流量减少,胃肠道消化液停止分泌,生理功能失调,诱发上腹阵发性绞痛和呕吐等症状,这就是医学上说的"冰箱胃炎"。

医学研究表明,精神长期高度紧张、持续高压力、强烈精神刺激等心理因素、交感神经紧张,抑制了胃的蠕动,出现胃动力不足而诱发胃炎;医学还认为,机体的过敏反应常可引起急性胃炎。医生告诫人们,饮食误区是引发胃炎的重要原因,吃变质食品,生吃,以及快食、常吃汤泡饭,常不吃早餐,晚餐过迟、多盐、多糖、狂喝醋、多辣椒,空腹吃蒜、偏食、贪凉食,常吃烫油锅炒的菜、喜喝新茶等都可诱发胃炎。上述饮食误区引发胃炎的理由何在?医生列举了吃变质食品的实例:某人早上吃了半个皮蛋,剩下半个忘了放进冰箱,晚上回家发现皮蛋有点变味,舍不得扔掉而吃下去,殊不知沙门菌、金黄色葡萄球菌、幽门螺杆菌毒素会找上门来,结果得了急性胃炎。许多儿童喜欢生吃东西,免不了将其表面黏附的细菌、病毒等吃下去。

有人进食很快,端起饭碗好像是为了完成任务似的,三下五除二就狼吞虎咽地吃完了,食物未经过充分咀嚼进入胃中,胃就要加倍"工作"才能消化,天长日久,胃不堪重负,惹病上身。有人吃饭时为了咀嚼方便常吃汤泡饭,饭菜不等咀嚼就咽下去,影响了唾液分泌,加重胃肠负担,时间一长,胃炎及胃溃疡等便接踵而来。

上班族人士早上贪睡,起床后不吃早饭就去上班。医生告诉人们,经过一夜睡眠,早晨肠内食物消化殆尽,如果经常不吃早餐,胃收缩得很小,中午猛吃饱餐一顿,势必使胃急剧膨胀,长此以往极易损伤胃黏膜,胃炎便会水到渠成。

晚餐宜在晚六时进餐为好,如果吃得过晚,食物来不及消化积留在胃内,可导致胃炎和消化不良等病。每人每天摄盐量应少于 5 克,如果摄盐过多,使胃酸减少,并抑制前列腺素 E 合并,使胃黏膜受损而发病。吃糖过多会刺激胃液分泌,损害胃黏膜,诱发胃炎是情理之中的事。有人把少盐多醋走到极端,某些地方刮起了喝醋风,餐桌上未动筷子先喝醋,以醋代酒,以醋代饮料。其实,过量吃醋对胃黏膜有损伤作用,可引起胃痛、恶心、呕吐,甚至引发急性胃炎。

吃少量辣椒可抗癌,但过量吃辣椒对胃肠刺激大,会诱发或加重慢性胃炎、肠炎。大蒜是防病强手,但空腹吃蒜会使大蒜素中的辣素刺激胃壁,使胃壁血管充血、水肿,且组织液分泌过多而引发急性胃炎。

不少孩子遇见自己爱吃的食物就大吃猛吃,见到不喜欢的食物便宁愿饿着肚子也不吃,这样的偏食会导致营养不良,胃的运动和分泌功能紊乱而发病,特别是暴饮暴食可致胃扩张,压迫胃壁血管,造成缺血缺氧,造成胃黏膜损伤,易发生急性胃炎。

有的人喜欢吃冷食,每到夏天更是冷饮不离口,这样做的后果势必会使胃受冷刺激,引起胃黏膜充血、肿胀及糜烂等病理改变,易导致急、慢性胃炎的发生。

饭店厨师在烹饪操作中用冒火的热油锅炒菜,殊不知在烹调出美味佳肴时,过热的油锅容易生成一种硬脂化合物,该物质可使摄入者罹患反流性胃炎及胃溃疡。研究显示,采摘应市的新茶多含未经氧化的多酚类、醛类和醇类,喜喝新茶易引起腹胀、腹泻,会加重急慢性胃炎的病情。

不良的生活习惯(包括陋习)是引发胃炎的重要原因,生活不规律,起居无常,下班不回家,酒吧、茶馆、练歌房、迪厅等猛吃猛喝疯玩,进食无度,或是饥饿时走不动路,或是暴饮暴食肚大腰圆,吃夜宵是家常便饭,运动不足,常睡懒觉,烟不离手,嗜酒如命等,其后果是打扰人体生物钟,毒害身体各部位的组织细胞,胃黏膜直喊救命,导致急慢性胃炎是不争的事实。

疾病常常是相互关联的,颈椎病是由于颈交感神经受到刺激或损伤功能亢进,通过大脑皮质和丘脑反射性地引起胃肠交感神经功能兴奋,出现幽门括约肌过度紧张,舒缩无力,以致胃、十二指肠逆蠕动,促使胆汁反流,刺激损伤胃黏膜,导致急性或慢性炎症。发生上呼吸道感染时,细菌或病毒被吞入或直接刺激胃而发生胃炎。胃溃疡、胃穿孔经药物治疗无效可采取胃切除手术治疗,胃切除后因胆汁反流,破坏胃黏膜屏障,加上胃窦切除后失去胃泌素对胃黏膜的营养作用,从而诱发反流性胃炎。

据临床统计,在胃炎患者中,约有 1/3 与服药有关,药剂师告诉人们,阿司匹林、保泰松、吲哚美辛(消炎痛)、肾上腺皮质激素、吡哌酸、复方甲噁唑、四环素、红霉素、洋地黄、利血平、抗组胺药等均可引发胃炎,这些药物可抑制胃黏膜的分泌功能,降低保护胃黏膜,造成胃黏膜损伤、发炎而致病。

专家提醒民众,与其有病花钱治疗,自己受罪儿女受累,不如"治未病",来个预防在先,这是攻无不破的硬道理,更何况萎缩性胃炎恶化下去会"夺命",难道不引起众人的重视吗?为此,有关权威专家给出以下招数。一是心理和情绪上保持良好状态,心理平衡很重要,遇事不急不怒不愁,做到快快乐乐每一天;二是生活有规律,起居正常,注意劳逸结合,坚持适中锻炼、散步、摩腹很不错,养成讲卫生的好习惯;三是饮食要科学,食物新鲜卫生易消化,多吃新鲜蔬菜水果,吃些消食开胃又养胃的小米粥,喝点酒酿、米酒、甜酒有好处,记住长寿老人说的话:

"常喝汤,保健康。"做到粗细平衡、细嚼慢咽七成饱,切勿暴饮暴食、狼吞虎咽,吃饭实行分餐制好,大人不可口对口喂哺小儿;四是用药应遵医嘱,按时按量不加不减,不可多种药物同时服用,有胃病史者应尽量选用肠溶性药在饭后服,或改为注射。慎用阿司匹林、保泰松、布洛芬、消炎痛、磺胺类药物、红霉素、四环素、利血平,如因病情需服用上述药物应用时服用氢氧化铝凝胶,以保护胃黏膜;五是如有消化道不适应尽早去医院诊疗,一旦发现幽门螺杆菌感染,应积极治疗。

养生专家说,当可疑有胃炎,或是治疗期间,以及康复后的调理十分重要,以下几点切实做到为好。

当身体感到不适进行健康检查时,注意是否觉得恶心,是否觉得上腹部不舒服或疼痛,是否没有食欲,有没有想吐的感觉,是否经常打嗝,是否有胃胀不消化的感觉,是否有吐血的经历,粪便是否变黑或带血丝。如果有上述若干情况,有必要去医院按医嘱进行纤维胃镜检查,如果检查出来的只是比较轻的浅表性胃炎,程度较轻的萎缩性胃炎,说明你平时对胃的保养不错,必要时测定胃酸、胃蛋白酶原、胃泌素、幽门螺杆菌等,咨询医生是哪一种类型胃炎,或是消化系统其他病变,着重了解幽门螺杆菌是否呈阳性。

胃炎的调理关键在治胃、养胃、护胃,前提是治胃,明确诊断后,有针对性地进行治疗,如果发现了胃溃疡、十二指肠溃疡、胃黏膜糜烂、严重的萎缩性胃炎等,务必在医生指导下合理用药。再者,养胃的总原则是别伤害它,不能随心所欲,暴饮暴食,而是科学膳食,保持胃的正常运作,无不适之症。另外,专家认为,胃的调理在秋冬转换时加强"保胃",注意劳逸结合,加强体育锻炼,防止腹部受凉,重视饮食调养,以温、软、淡、素为宜,切忌过冷、过热、过硬和过于刺激的食物。专家郑重地告诉人们护胃不可小视,为此常吃杀菌食物大蒜(去皮捣成蒜泥,搁置 15 分钟后生吃)、洋葱(紫皮为好)、西蓝花(洗净后沸水烫后食用)、酸奶(不空腹服用，每天 1～2 瓶)、橙子(每天 1 个)。圆白菜、莴苣、绿叶蔬菜、生姜;常喝能暖胃的桂花茶。不饮酒、浓茶及咖啡,不吃油炸、过硬以及刺激性食物,不吃含防腐剂、添加剂的食品。

　　注意生活有规律,不熬夜,避免过度疲劳。天气变化时要及时增减衣服,睡觉时盖好被子,防止受凉。保持室内通风,空气新鲜,夏季及冬季室温宜调节在 20～25℃;务必慎用、忌用对胃黏膜有损伤的药物;每天进行揉腹、腹式深呼吸、仰卧起坐、俯卧撑等运动锻炼,使得胃肠肌肉得到锻炼,护胃效果颇佳。

　　胃炎的调养专家告诉人们,日常膳食是重中之重。胃炎的一般性调理是吃饭时做到定时定量,少吃多餐,避免过饥过饱,吃得太饱会使胃窦部过度扩张,增加胃泌素分泌,而使胃酸增多;吃得过少,食物不能充分中和胃酸,影响消化且能量不能满足功能的正常需求,同时避免吃零食或夜宵,饭后不要立刻躺下睡觉。提倡细嚼慢咽,食物温度以 35℃ 为宜,勿过烫过冷,因为细嚼慢咽可以增加唾液分泌,唾液入胃可保护胃黏膜,过热食物会伤害胃,过冷食物对胃的冷刺激也是一种伤害且不易消化。值得强调的是,适当摄入脂肪是必要的,因为医学认为人体需要糖类、蛋白质、脂肪三大营养素,可选食易消化吸收的奶油、奶酪、蛋黄、适量植物油。

　　关于急性胃炎调养的三个方案。①早餐:大米 25 克加水熬成米汤 200 毫升服用,另用 25 克藕粉冲服加餐;中餐:1 个鸡蛋做成鸡蛋汤服用,另用鲜橘汁 100 毫升加水 100 毫升做成淡果汁加餐;晚餐:鸡蛋 1 个做成鸡蛋羹服食,另用杏仁霜 25 克加餐,全天烹调用油 5 克。②早餐:粳米 15 克,白糖 15 克熬成米汤饮服,另用藕粉 25 克,白糖 5 克加开水冲成稀藕粉加餐;

午餐:用鸡蛋1个,食盐1.5克蒸成蛋羹食用;晚餐:鸡蛋1个,食盐1.5克做成蛋花汤饮服,另用1碗甜牛奶(牛奶250克,白糖8克)加餐,全日用油5克。③早餐:粳米50克做成大米粥,烤干馒头片25克,鸡蛋羹(鸡蛋1个,食盐1.5克),酱豆腐10克,另用甜豆浆(鲜豆浆250克,白糖10克),饼干25克加餐;午餐:咸面包(50克)1个,鸡蓉粥(粳米50克,食盐1.5克,鸡肉末50克);晚餐:烤馒头片25克,猪肉末西红柿煮挂面(猪瘦肉50克,西红柿75克,挂面100克,盐2克)。

上班族胃炎患者的饮食调养,要养成和调整饮食习惯,在办公室储备有饼干、蛋糕等零食,把"无序就餐"习惯变为"少吃多餐",坚持每天吃早饭,早餐可吃点饼干喝1碗豆浆,睡前2小时不进食,注意保暖,晚上睡觉务必盖好被子。

对于老年慢性胃炎的调理,有关专家指出,老年患者常表现饭后上腹部不适,胃部隐痛,心嘈,嗳气,反酸,恶心,食欲缺乏等,常伴有支气管炎、肺气肿、高血压、冠心病、糖尿病等,因此在身体调养上要做到生活有规律,戒除烟酒,勿暴饮暴食,饮食定时定量,温软易消化,避免浓茶浓咖啡、生冷及有刺激性食物,建立良好的生活习惯;积极治愈五官口腔等上呼吸道疾病,勿将痰液、鼻涕等分泌物吞入胃内;适当补充维生素 B_{12} 及锌、硒等微量元素,慎用对胃有刺激性的阿司匹林、激素、红霉素、磺胺类药物等,胃有不适应找医生。

对于慢性浅表性胃炎,广州南方医院白杨主任医师说,胃镜报告中的很多慢性浅表性胃炎,只是功能性消化不良或非溃疡性消化不良,并不是胃黏膜真的有了慢性炎症,无症状者无须治疗,假如伴有饱胀、恶心、呕吐,可服多酶片、多种益生菌等;有胆汁反流的,除服胃动力药多潘立酮(吗丁啉)外,还可咀嚼中和胆汁的铝碳酸镁;胃痉挛者可用颠茄片以解痉镇痛;有反酸、腹痛的可服奥美拉唑等质子泵抑制药。

10. 胃 下 垂

正常人的胃大部分位于左上腹部,它上端接食管,下端连十二指肠,上面由食管牵引,下面由小网膜托起,周围还由韧带支持,腹壁的肌肉和脂肪可保持胃的位置比较稳定。

人的胃呈牛角形,站立时胃的下缘进入骨盆腔胃小弯弧线最低点,简单说胃体下降至生理最低线以下位置,即是得了胃下垂。自测时轻度胃下垂一般无症状,明显者有上腹不适、饱胀、饭后明显,伴恶心、嗳气、厌食、便秘等,有时餐后腹部有深部隐痛,站立及劳累后加重。长期患有胃下垂者常有消瘦、乏力、站立时昏厥、低血压、心悸、失眠、头痛等。严重者伴有肝、脾、肾、横结肠等下垂。

胃下垂患者肚脐向下移,呈"倒三角"肚脐,临床表现为消瘦、乏力、胃部胀闷不适,腹部似有物下坠,平卧时减轻,腹痛无周期性和节律性,常有呕吐、嗳气,饱餐后脐下部可见隆起,而上腹部反而凹陷,饮水使胃腔充盈后超声波可测出胃下缘下移入盆腔,X线钡剂检查为最可靠的诊断措施。胃下垂程度以胃小弯切迹低于髂嵴连线水平 $1\sim5$ 厘米为轻度,$6\sim10$ 厘米为中度,11 厘米以上为重度。

研究表明,由于膈肌悬吊力不足,肝胃、膈胃韧带功能减退松弛,腹内压下降及腹肌松弛等原因,加上体型或体质因素,使胃呈低状的鱼钩形。研究表明,引发胃下垂的病因有体型及体质、饮食、喝水、某些习惯,以及运动等因素。研究认为,对于瘦长体型者,尤其是体型较瘦的老年人,以及经产妇、慢性消耗性疾病患者，多次腹部手术者，长期从事站立工作或卧床少动者，均可产生膈肌悬力不足，肠胃韧带松弛、腹内压下降而发病。还有饮食因素，日常的膳食不科学，连续性的营养不良，缺乏富含反酸的肉类、鸡蛋、牛奶、肝脏、花生、花椰菜等，引起各种胃肠功能障碍而发病。例如，以前在战争中被俘虏的犯人因饮食问题，发生胃下垂的屡见不鲜。喝水不正确也是一个高危因素，有人日常长期不喝水，遇到口渴时狂饮，超过了胃的容纳量，使胃壁强烈扩张，胃的重量猛增，容易把胃坠下来，发生胃下垂。良好的生活习惯并非小事，有人却不然，饱餐后立即放松裤带、腹腔内压下降，加重韧带负担而松弛；站立时吃饭可抑制胃肠功能正常发挥；丢下筷子立即散步会引起消化不良而诱发或加重胃下垂。

罹患胃下垂不仅腹胀嗳气很难受，而且可诱发其他胃肠病，使健康身体大打折扣。很多人深有体会地说："最好的医生是自己"，按中医"治未病"的理念，加强自我保健，从心理、饮食、运动、日常生活、医药等方面采取有效措施进行预防是最有效的方法。

首先，是情绪乐观，有良好的心态，快快乐乐过好每一天，胃下垂也会从身边溜走。

其次，饮食方面，进餐时端正坐姿，不站立吃饭，饭后静坐1小时后才干活或适量运动，最好饭后抬抬腿，少荤多素易消化吸收，避免暴饮暴食和不吃粗硬的食物。

第三，增强腹肌张力的运动锻炼很显效，锻炼分四步。①仰卧时头枕枕头，两腿弯曲，足跟尽量靠近臀部，髋部尽量挺起呈半桥型，维持尽可能长的时间，然后还原，反复练习3～5分钟。②仰卧时两腿并拢，直腿举起，在离床20～30厘米的高处停止不动约10秒钟，然后还原再做，反复练习10次。③仰卧时两腿并拢，直腿举起，在离床20～30厘米高处停止不动，再慢慢地向两侧来回摆动尽可能长的时间,然后还原,反复 5 次。④仰卧时两臂上举,两腿伸直,收紧腹部,两腿与上半身尽量抬起,保持这个"V"字形 10 秒钟还原,反复 10 次。

在日常生活中,注意劳逸结合,避免剧烈运动及过度劳累,不可长久站立或长久静止坐位,每坐 1 小时适当站立或活动,体质较弱者尽量减少房事频率。

医药方面,积极治疗慢性消耗性疾病,必要时放置胃托,借助外力将胃托高,还可服用胃动力药,增强胃蠕动功能;如遇腹痛可在医生指导下服用阿托品、溴丙胺太林(普鲁本辛),遇腹胀或消化不好服用果导片、麻仁润肠丸,遇恶心、呕吐服用甲硝唑(灭滴灵)和维生素 B_6。

预防胃下垂,有小诗一首,不妨一读。

> 身体瘦弱老年人,食管松弛韧带萎;
> 缺乏锻炼危害大,容易引发胃下垂。
> 胃肠下垂不可怕,要靠锻炼恢复它;
> 体操散步打太极,仰卧抬腿健胸肌。
> 体弱活动要适度,循序渐进有好处;
> 剧烈运动不可取,避免跳跃久站立。
> 运动之后屈膝卧,右手按腹轻揉搓。
> 有张有弛增活力,劳逸结合体魄健。
> 锻炼之外多保养,合理饮食要跟上;
> 少吃多餐勿暴食,促进脂肪适增长。
> 功夫不负有心人,科学防病才是真;
> 益寿延年人康泰,合家欢乐福临门。

对胃下垂的调养,养生学者多从饮食、生活调理、运动三方面进行有益的安排。

先说饮食的调养。主食可选择补中益气、健脾益胃、宽肠消积、益气和胃的粳米、大麦、小麦、大豆等;肉食可选择健脾益气、养五脏、补精髓、补脾胃、益气血的猪肉、狗肉、鸡肉、鲤鱼、黄花鱼等;蔬菜可选择健脾益气、和胃调中、开胃消食、补中益气的南瓜、藕、蘑菇、薯类等;水果可选择理气开胃、温胃健脾、有黏液质的樱桃、柿子、橘子等;忌食萝卜、茄子、香瓜、兔肉、田螺、海带、海鱼等滑腻、生冷、破气的食物。胃下垂发病期间,将30克白术、6克干姜用纱布包成药包并扎紧,放入锅内,加适量水并加入250克红枣,先用武火烧沸后再文火煎煮一小时,除去枣核和药包,将枣肉捣成枣泥待用,另将15克鸡内金粉和500克面粉混合,加入枣泥及水揉成面团,将面团分成若干小团,擀成薄片饼状,用文火烙熟当正餐食用,每日1次,每次50～100克。正餐亦可用150克大米淘净,50克葱洗净切碎,放锅内加水先用武火烧沸,加入5克吴茱萸细粉,再用文火煮40分钟,加入3克盐拌匀后食用,每日1次,每次100克。胃下垂治后的调养,养生人士说,将80克牛肉切片,另将干净的50克仙人掌切碎,共同炒熟并调味,每天1次,连吃10天。

对胃下垂患者的生活调理,养生人士指出,不可站立吃饭,宜蹲着吃,饭后最好还要蹲15分钟,也不要饭后立即散步。要注意休息,饭后要躺下休息1小时。平时节制或不参加跳舞,千万别蹦蹦跳跳。

对胃下垂病人的康复锻炼,养生人士认为有以下招数。①全身锻炼可进行体操、散步、太极拳、五禽戏等。②腹肌锻炼时仰卧,双腿伸直抬高、放下,反复进行数次,稍事休息后再重复做数次;也可模拟骑自行车动作,或做下蹲动作。③腹式呼吸时,吸气时腹部隆起,呼气时腹部下陷,反复进行多次。④饭后卧床30分钟,注意头部稍低,骨盆垫高,以胃向上移。⑤体育锻炼后屈膝仰卧,以手按揉腹部10分钟。⑥气功治疗时卧位,全身放松,吸气,思想集中在下腹部丹田穴,呼气,如此反复进行,每次 10～20 分钟。

11. 胃及十二指肠溃疡

消化管中最大的部分是胃,具有暂时贮存食物并接受胃的消化作用等,然后将食物逐渐送入小肠,发生在胃的溃疡叫胃溃疡,溃疡面积一般等于或大于 3.0 厘米×3.0 厘米。小肠是消化管最长的一部分,有 5～7 米,小肠分为十二指肠、空肠和回肠三部分,十二指肠呈马蹄形,其起端是十二指肠球部,亦是溃疡病的常发部位,二者可以单独发病,也可以同时发病,医学上将胃溃疡与十二指肠溃疡同时发生的病变称为胃及十二指肠溃疡,又称消化性溃疡,这是胃和十二指肠的慢性溃疡性消化管疾病。

胃溃疡发生在胃,多发生于 40—60 岁,男女比例为 2:1,病人经常在食后不久便感到饥饿,并伴上腹隐痛,有的病人在饭后 2～3 小时发生呕吐,不久病人有明显的体重减轻,老年患者午夜时发生腹痛,有些患者可并发呕血和解黑粪,当溃疡深达浆膜层时可发生胃穿孔而上腹剧痛。读者务必记住,如果大便隐血试验为阳性是癌变信号。临床表明胃溃疡的癌变率为 5%。十二指肠溃疡发生于十二指肠,多发生于 20—40 岁,男女比例为 1:1,病人疼痛在两餐之间和夜间,进食后疼痛可明显好转,癌变率极低。消化性溃疡的典型症状为上腹部钝痛、灼痛、胀痛和剧痛,疼痛部位大多位于上腹部剑突下,容易出现消化道出血、穿孔、幽门梗阻,以及癌变等并发症。

原本消化食物的胃酸(盐酸)和胃蛋白酶(酶的一种)却消化了自身的胃壁和十二指肠壁,从而损伤黏膜组织,这是引发消化性溃疡的主要原因。换句话说,胃及十二指肠的黏膜被胃液和酶"吃掉"而发病。医学研究表明,幽门螺杆菌是导致消化性溃疡发病的主要原因。具体说来,高龄、天气、心理、饮食、睡眠、药物、陋习等因素为幽门螺杆菌的感染开了绿灯,使其胡作非为。

人到中老年,体内各个器官都逐渐衰老,消化系统等生理功能逐渐下降,胃肠道平滑肌逐渐萎缩,弹性降低,蠕动减慢,食物在胃肠道中易于停滞。同时,胃肠道内表面的黏膜逐渐变薄,消化腺逐渐萎缩,消化液分泌减少,对食物的分解能力降低,以致中老年人的胃肠黏膜被胃液"吃掉"而发病。

天冷时的寒冷刺激使人体的自主神经功能发生紊乱,胃肠蠕动的正常规律被打乱;天冷时外出吞入的冷气令胃肠黏膜血管收缩,致使胃肠黏膜缺血缺氧,营养供应减少,破坏了胃肠黏膜的防御屏障;再者,天冷时人体新陈代谢增强,耗热量增多,食量增加,势必加重胃肠功能负担;加之天冷时不少人喜欢吃火锅、热粥等热烫食,特别是有人常以烈酒御寒,更是火上加油,增加对胃肠黏膜的刺激。

人在生气、紧张、愤怒、恐惧、焦虑、忧愁等不良精神心理因素刺激下,直接影响大脑皮质,通过神经调节机制的改变,扰乱胃肠的生理功能,增加胃酸和胃蛋白酶分泌,使胃肠黏膜保护层受损,形成胃肠黏膜自我消化而发病。

日常膳食中的饥一顿饱一顿导致胃内分泌积聚的胃酸得不到食物中和而侵袭胃肠黏膜;不洁食物中的幽门螺杆菌更是肆无忌惮;过硬食物难消化,会增加胃肠负担;吃烫食会烫伤口腔、食管及胃肠黏膜,过热油锅炒出的菜会生成硬脂化合物而损伤胃肠;吃汤泡饭会使食物不经咀嚼连汤带饭吞咽下去,减少唾液和消化液分泌,加重胃肠负担,时间一长,胃肠溃疡便找上门来;经常不吃早餐,胃内无食物,胃酸会对胃肠黏膜产生刺激,而且必须消耗体内糖分、蛋白质;晚餐过饱或常吃夜宵,可刺激胃黏膜使胃酸分泌过多而诱发消化性溃疡;多吃甜食可刺激胃液分泌,日久损害胃肠黏膜;多盐饮食高渗透压会直接损害胃肠黏膜;口味太辣和过多吃辣椒,对胃肠刺激也非常大,后果不言而喻;空腹吃柿子时,柿子中的单宁、柿胶酚、胶质等成分会与人体饥饿时分泌出来的高浓度胃酸反应,生成难以溶解的小颗粒沉淀,可诱发消化性溃疡。

英国科学家跟踪调查发现,睡眠质量差可发生人体生物钟紊乱,尤其是彻夜未眠者会大大增加罹患胃肠道溃疡的可能性。

药剂师说,药物均要通过胃肠系统进行传递、消化和吸收,胃肠道首当其冲地受其毒害。患者在服用阿司匹林、保泰松、吲哚美辛、四环素、红霉素、利血平、抗组胺药时可引发胃溃疡;用酒服用阿司匹林、消炎痛、布洛芬时加重对胃黏膜的刺激,犹如"雪上加霜",可引发胃溃疡、胃出血等病;长期或滥用糖皮质激素,可刺激胃壁肠壁细胞,增加胃酸及胃蛋白酶分泌,减少胃液产生,从而诱发或加重胃溃疡。

至于生活方式,不少人对吸烟、饮酒、饮茶等日常生活不当回事,一旦进入误区酿成后患则为期晚矣!烟中的尼古丁可作用于迷走神经系统,破坏正常的胃肠活动,使幽门括约肌松弛,胆囊收缩,胆汁易于反流入胃,以致破坏胃肠黏膜。另外,吸烟会抑制前列腺素合成,使胃肠黏膜液分泌减少,损害胃肠黏膜,导致消化性溃疡。饮酒过量会损伤脾胃,尤其是空腹饮酒或酗酒会损害胃黏膜而发病;白酒与汽水同饮,除加速人体对酒精的吸收,而且产生大量的二氧化碳气体刺激胃黏膜导致急性胃溃疡;民间端午节饮雄黄酒有害,雄黄(硫化砷)有剧毒,雄黄酒可刺激胃黏膜引发胃溃疡。采摘下来不足一个月茶的新茶内含未被完全氧化的多酚类、醇类、醛类物质,这些物质会刺激胃黏膜而发病;饮浓茶又喝咖啡,刺激中枢神经,通过反射导致胃黏膜缺血,使胃黏膜的保护功能受到破坏,促使胃溃疡的发生。

养生人士告诉人们:"不治已病治未病,这是中医防胜于治的重要理念。"事实上,罹患胃及十二指肠溃疡的患者十分痛苦,并发症严重,危险性不小。把预防工作做在前的确是上策,研究认为,从气候、心理、饮食、生活习惯、运动、药物等方面加以防范受益匪浅。

春暖花开季节,尤其是乍暖还寒的天气,要注意保暖,深秋寒冬穿棉衣戴好棉帽,尤其要做好脚部的保暖。

保持轻松愉快、情绪乐观、笑口常开,改变多愁善感、抑郁焦虑、苦闷等不良心理情绪,使消化性溃疡无滋生土壤。坐班族的文职人员常常是工作方式单一重复,缺乏思维和精神调节,这样人群注意多交朋友多谈心,尽量多参加社会公益活动。

日常膳食中,注意清洁卫生,不吃腐败变质食物,避免不吃早餐、晚餐过饱、暴饮暴食现象,油炸、甜、咸、辛辣刺激性食物少进口。

医学认为,喝绿茶,龙井茶尤佳,能有效抑制幽门螺杆菌;酸奶,其中的乳酸杆菌能杀死幽门螺杆菌;啤酒,啤酒花中的啤酒花多酚与幽门螺杆菌结合后会失去附着胃肠壁的能力;常吃香蕉,可刺激胃肠壁黏膜细胞形成保护层;南瓜,吸附细菌和毒物起排毒作用;小米,富含 B 族维生素,健脾养胃,防消化不良;胡萝卜,润肠胃,具强抵抗力;卷心菜,保护黏膜细胞;甘蓝,保护修复胃黏膜组织;紫菜,益胃;山药,补脾养胃。

按时作息,注意劳逸结合,保证充足睡眠,生活有规律,使人体生物钟正常运转,不吸烟,限饮白酒,不滥饮啤酒,不喝新茶。

　　运动方面,每天按摩腹部简单又有效,实际操作时每天早晚各一次,先喝一杯温开水,仰卧在床上,五指并拢,手心向下,两手重叠,以肚脐为中心,面积由小到大,由慢到快,由轻到重,顺逆时针方向摩腹各 100 圈,时间约 15 分钟,以肚皮发红,有热感为度。研究表明,摩腹可促进胃肠血液循环和胃液分泌,促使胃肠黏膜产生前列腺素,防止过量产生胃酸,从而有效防治消化性溃疡的发生。

　　药物方面,遵医嘱是首要的,尽量不用或慎用对胃肠黏膜有刺激的药物,如高血压病人避免使用利血平,关节炎病人服用激素或消炎痛时应同时服用西咪替丁(泰胃美)来保护胃肠黏膜。专家一再强调,清除幽门螺杆菌感染是当务之急,也是防止家庭交叉感染的关键,有效措施是每晚服雷尼替丁 150 毫克加阿莫西林 750 毫克,灭敌灵 500 毫克,每天 3 次,12 天后病菌根除率为 93%;也可用红霉素 500 毫克,每天 3 次,加奥美拉唑 40 毫克,每天 1 次,2 周后只服用奥美拉唑 20 毫克,每天 1 次,再维持 2 周,病菌清除率达 94%。

　　家庭成员的预防,要做到蔬菜水果清洗干净,饭后漱口,分餐制或公用筷子夹菜,筷子煮沸消毒,应直立放置,勿叠放。成员一旦出现腹痛、腹胀、恶心等不适症状应及时去医院诊疗。

　　对消化性溃疡的调养,业内专家为自我保健提出如下建议。

　　除配合医生积极治疗外,病人的自我保健不可缺少,为此要务必做到。①坚持按医嘱服药,不可朝三暮四,更不可骤然停药或擅自换药。②生活有规律,注意天气变化,根据冷暖及时增减衣被,注意有劳有逸,不过分疲劳。③注意饮食卫生,一日三餐定时定量,不偏食挑食,不饥饱过度,细嚼慢咽,不吃冷、辣、硬食物。④慎服对胃肠黏膜有损害的阿司匹林、地塞米松、泼尼松(强的松)、消炎痛,如因疾病所需应在医生指导下服用。

⑤幽门螺杆菌是感染发病的元凶,病人应在医生指导下采用抗生素治疗。⑥不良的心理情绪不利于食物的消化和溃疡的愈合,因此要保持轻松愉快的心情,避免紧张、忧虑。

饮食调养是关键,患者在日常的膳食中注意以下几点。

(1)吃饭定时定量,不过热过冷,避免过饥过饱,进餐时细嚼慢咽,保持精神愉快、不说话、不看电视书报。

(2)食物宜选用易消化吸收的优质蛋白质和丰富的维生素,少吃脂肪,多吃促进愈合的含胡萝卜素和维生素C的水果蔬菜,常食有润肠作用的食物,限食多纤维的蔬菜、粗粮、干果,以不损伤溃疡面,适当吃些荤食,忌食刺激性大的食物,主食选蛋白质、脂肪、淀粉、纤维素及钙、磷、铁等矿物质,并含有谷甾醇、卵磷脂、尿囊素、麦芽糖酶的粳米、糯米、玉米、浮小麦等(如软米饭、馒头、面片、面条、粥);蔬菜选择含大量糖类、多种维生素、钙、磷、锰、铁及蛋白质的油菜、荠菜、冬瓜、萝卜、茴香、茄类;水果选择含蛋白质、脂肪、糖类、有机酸和钙、铁、胡萝卜素及维生素B、维生素C、维生素E、苹果酸、奎宁酸、酒石酸、鞣酸、黏液质的苹果、大枣等;肉食选择含蛋白质、脂肪、糖类、钙、磷、铁、氨基酸、维生素A、维生素C、维生素B_1、维生素B_2、肌酸、烟酸的牛肉、羊肉、狗肉、带鱼、鲫鱼、黄花鱼等;宜吃有特效的鸡蛋、浮萍和有润肠作用的蜂蜜、香蕉、果汁、菜汁,保持大便通畅。据临床报道,患者每天吃鲜蜂蜜100克,早、中、晚分三次服,10天后每日增至150克,75%患者溃疡痊愈。有趣的是,病人吃开水冲鸡蛋有意想不到的好处,操作时将1个鸡蛋打入碗中用筷子搅匀,冲入沸水稍温即食。鸡蛋含人体必需的蛋白质、脂肪、糖类、钙、磷、铁等多种营养,蛋黄中的卵磷脂和脑磷脂能在胃黏膜表面形成一种很薄的疏水层,对胃肠黏膜有很强的保护作用,并对有害因子的入侵有防御作用,非常有利于溃疡病灶愈合。俄罗斯科学家发现,浮萍里的果胶能增强胃肠黏膜的能量交替,对防治胃肠溃疡有极佳效果。

(3)烹饪以蒸、煮、炖为佳,避免吃油煎、油炸食物,限食含纤维多的芹菜、韭菜、豆芽、粗粮,忌食牛奶、糯米及辛辣刺激性的辣椒、胡椒、咖喱、酸菜、咖啡、浓茶、汤类、烟、酒、过甜、过咸、过热、过冷、过硬以及胀气的薯类、豆类、土豆。

(4)食疗:①将1个鸡蛋打入碗中搅匀,加入3克三七粉,隔水蒸熟,加30毫升蜂蜜后调匀服食。②仙人掌50克,去皮刺洗净切碎,100克嫩牛肉洗净切片,二者置热锅炒熟,调味服食。③佛手10克加水煎汁去渣,另取白扁豆、苡米、山药各30克加入佛手汁中,50克猪肚洗净煮熟切片,取100克粳米加入药汁及猪肚片熬煮,略放盐调味服食,每日1剂。④患者腹痛明显,少食欲,伴少量出血,在这段溃疡活动期宜吃豆浆、藕粉、蛋花汤等全流食;出血停止,精神好转,症状减轻时宜吃粳米稀饭、蒸蛋羹、细面条、馄饨等半流质饮食,以及面包、饼干、豆腐、肉末、菜泥等,每日4餐;一旦食欲增加,消化良好,病情恢复期时,可吃馒头、发面烧饼、米饭、面条等,肉类也可以吃一点。

医学表明,摇摆运动通过脊柱的轻度活动带动胃肠活动,从而加强胃肠功能,对防治胃肠病有良好效果,操练仰卧式时,去掉枕头,平躺在硬床上,身体伸成一条直线;脚尖并拢,尽力向膝盖方向钩起;双手十指交叉,掌心向上,放于颈后;两肘部支撑床面。身体模仿金鱼动作,快速地向左右两侧做水平扭摆,逐步加速,每次3分钟,一天2次;俯卧式时身体俯卧,伸成直线,两手十指交叉,掌心向上,垫于前额下,以双肘尖支撑,迅速而协调地左右水平摆动。操练屈膝式时,仰卧,双手十指交叉,垫在颈后,掌心向上,两腿并拢屈膝,脚跟靠近臀部,以双膝的左右摇动来带动身体的活动,向左右两侧交替扭转,开始幅度小些,逐渐加大幅度,加快频率。

12. 胃结石

很多人都知道胆结石、肾结石,却很少说到胃结石,其实胃内也会长"石头",医学上称胃石症,俗称胃结石或胃柿石,是指进入胃内的食物、异物、某些矿物质,以及胃手术后食物纤维既不能被消化又不能及时排出,在胃内聚积成坚硬如石的圆形或椭圆形的块状物。

胃结石是怎样形成的呢?医学研究表明,不科学地服食某些食物、误吞人或动物毛发、服用某些含矿物质的药物,以及胃手术后滞留不易消化的纤维,均可凝结成块形成胃石。

胃结石的诊断可在胃充气情况下,立位进行放射线摄腹部平片,可见"不透光胃石"呈团块状在胃气泡内存在,还可在胃镜直视下见到呈褐黑色或黑绿色的圆形或椭圆形的团块状胃石,由于胃石表面凹凸不平,有透明黏液包绕,在胃内可随体位的改变而移位。

胃结石形成后,大多数病人有上腹不适、胀满、恶心或疼痛感;有些病人有类似慢性胃炎的食物缺乏、消化不良、上腹部发胀及钝痛、反酸;部分病人可合并胃溃疡;体积较大的胃结石患者,上腹部有重压感及一定程度的梗阻,可引起胃黏膜损伤致溃疡及出血,严重者可导致胃穿孔和腹膜炎。

研究表明,胃结石的病因有进食、药物及胃手术后遗留问题。甜柿、黑枣内含果胶和鞣酸,空腹或大量贪食可与胃酸和其他酸性物质相互作用形成凝块,再经胃的机械辗转形成团块,即胃结石。山楂富含果胶和单宁酸,空腹食用可与胃酸凝结成不溶于水的沉淀物，与山楂皮、山楂纤维和食物残渣等胶着在一起形成胃结石，尤其是空腹吃生山楂后喝茶、饮酒可加速诱发胃结石。西红柿含较多的单宁、柿胶酚，空腹食用能与人体所分泌的高浓度胃酸产生反应，形成难以溶解的小颗粒，进而沉淀成胃结石。

临床调查发现，精神异常者或不懂事的小孩吞服动物或人的毛发，结果是毛发和胃内未被消化的食物互相黏结，形成坚硬色暗的胃石团块。

药学专家指出，服用某些含矿物质的药物和抗酸药物中的碳酸钙，会在胃酸作用下凝结成块，最后生成胃石。胃手术后的病人，因残胃壁蠕动减弱，胃输出口通过的量少，食物中的纤维成分在胃内停滞时间过长，很容易形成团块而成胃石。

胃内长"石头"是个麻烦事，若是长有多个或较大后患不小，还是做好预防为好。从病因方面专家提出加以防范的高招，这就是要管住嘴，不在空腹时吃山楂、柿子、黑枣、西红柿，以及少吃不易消化吸收的柿子、大枣等，进食时要留心，不可误食毛发。要在医生指导下服用抗酸药物；外科医生对胃病患者的手术应谨慎操作，术后要认真检查。一旦得了胃结石，较小的胃石，可采用洗胃法将其排出体外；直径小于3厘米的胃石，可在胃镜直视下用活检钳将其夹破捣碎，然后采用洗胃法将"碎石"去除。

另外，可用药物防治小胃石，必要时可在医生指导下口服胃蛋白酶、稀盐酸等，以逐渐消化和溶解胃石。

养生人士竭力提醒人们"病不仅要及时治，更要调养。"对胃石症更是如此。事实上，在人们重视身体健康的当今，胃石症的调养贵在平时生活中的点点滴滴，诸如喝水、饮茶、拍打等。水是维持健康和生命不可缺少的物质，其重要性仅次于空气，每人每天宜多次少量饮水，促进机体代谢，改善循环功能，其作用胜似药物。如发生胃痛时可坐浴在温水中 30 分钟至 1 小时,疼痛可缓解。常用大麦或荞麦粉煎水饮,食物在胃内停滞短、积留少、不惹麻烦。每天用 5 枚乌梅沸水冲饮,即使小结石也会化解。四指并拢拍打、按摩、刺激左上腹若干次可化险为夷。因胃结石造成的饮食停滞而发生胃部饱满、大便不畅时,可服用大山楂丸、加味保和丸。

13. 胃　癌

　　在统计中国恶性肿瘤发病率中,胃癌位列第一,且居全部恶性肿瘤死亡的首位。据有关资料显示,胃癌好发于 40－60 岁年龄,近年来的研究表明,小于 40 岁的青年发病率有增多趋势,高发地区男性多于女性,为 2:1～3:1。

　　胃癌是指胃黏膜上皮的恶性肿瘤,往往经历多年、多阶段的癌变发展过程。洞察皮肤和舌苔可捕捉胃癌的蛛丝马迹,皮肤出现蜡状咖啡色小块密集并瘙痒,以及皮肤变黑变粗,舌苔出现白厚腻或黄厚腻,常是危险信号。胃癌早期多无明显症状,随着病情发展出现上腹部饱胀不适或隐痛,食欲缺乏、反酸嗳气、消化不良,继之发生无规律且频繁的腹痛,甚至剧烈腹痛,以及不明原因的消化道出血,渐进式消瘦、饭后呕吐、大便隐血或黑粪,反常地厌恶肉食,贫血等。

　　胃癌的发病原因,有遗传、年龄、心理、血型与体质、疾病、生活方式等因素。医学统计学表明,胃癌的发病有家族性倾向,资料显示有家族史者的发病率是普通人的 2～4 倍。胃癌患者在 40 岁以下仅占 16%,年龄越大,胃黏膜退行性改变增加,越易患胃癌。胃癌的罪魁祸首是幽门螺杆菌,60 岁以上老人发病率达 75%。心理方面,过分克制、生闷气、压抑愤怒、焦虑等,使胃液分泌减少,胃酸分泌持续增加而恶化致病。专家指出,A 型血的人比其他血型的人高 25%;酸性体质者代谢产生的毒素多,体内废物不能及时排出而增加隐患。临床发现,因胃病而切除大部分胃的人、中老年罹患多年不愈的胃溃疡、重度慢性萎缩性胃炎、胃内有直径大于 2 厘米的息肉,以及胃血吸虫病、恶性贫血者均易引发胃癌。

有关行家告诫,不良的生活方式是发病的重要原因,拼命加班不注意劳逸结合,睡眠不足可刺激肾上腺,减少胃部血流量,增加胃溃疡和癌基因生长机会;饮食多肉、过饱、过咸、夜宵、高脂肪、高蛋白质、高糖等使人的血液和体液酸化,免疫力下降,破坏胃黏膜屏障;少运动、少日照,体内维生素 D 不足;嗜烟、酗酒,喜吃腌、熏、炸、烤食物等,都易造成胃癌的光顾。

有胃癌家族史的人,以及出现胃癌"警报"症状的人,应及时进行下列检查诊断。①通过计算机模型筛选化验检测胃癌标志物、癌基因、胃癌单克隆抗体、胃癌潜血法,以发现胃癌;②双对比成像、黏膜像、充盈像、压迫像等多种放射学检查;③中老年人进行常规的胃镜检查,能早期发现胃癌;④超声内镜检查准确率很高,可早期发现、判断胃癌的类型、浸润深度、有无局部淋巴结转移。

"胃癌在我身上不发病或推迟 20～30 年发生",养生人士说得很实在,就是要做好保健工作,包括积极防治胃溃疡、慢性萎缩性胃炎、胃息肉、贫血等病;日常绷紧养生保健这根弦,保证高质量睡眠,进行适中运动,注意劳逸结合,保持良好心态,多参加公益活动,禁烟限酒常喝水,不吃过期、霉变食品,常喝可阻断致癌物的绿茶,常吃富含维生素 C、维生素 E、β 胡萝卜素,以及增强免疫力的大蒜、大白菜、山芋、西蓝花、西红柿、蒲公英、柑橘、苹果等,有效杀死幽门螺杆菌;降低胃内亚硝酸盐和霉菌含量,抑制胃癌的萌出。

胃癌患者术前要按病情给予高蛋白、高热量、高维生素、少渣饮食的半流食或流食;术后要密切观察生命体征,注意卧位正确,以利呼吸和腹腔引流,以及鼓励深呼吸、咳痰、翻身及早期活动。腹腔引流管接无菌瓶,每3天更换1次,严密观察引流瓶的颜色、性质、计量,并准确记录。要保持胃管通畅,以减少胃内容物对吻合口的刺激。

下面的调理措施是康复见效的重要保证。

(1)注意气候变化,生活起居有节,生活环境良好,注意劳逸结合,保持身体内环境的平衡,有利于提高自身的抗病能力,避免疾病的发生。

(2)做好精神调理,解除病人的顾虑和消极心理,积极配合治疗和护理,病人要做到"三忌一勤"。"三忌":即一忌丧志,不要乱投医乱吃药,充满信心无思想负担;二忌烦恼,患者把自己当正常人看待,解除精神上的抑郁,饮食上不必过多忌口;三忌疲劳,不注意休息,过分劳累使正气受损,影响机体抵抗力,保证高质量睡眠并非小事。"一勤"为要勤就医,任何局部不适与障碍,久之会影响整体的改变,即使与癌症部位无关的症状,也应及早就医,及时消除病痛,不要拖延或硬挺。

(3)做好饮食上调理,总原则是吃易消化及富含蛋白质、脂肪、烹调较烂的食物,尽量减少粗纤维的含量,宜多吃能增强免疫力、抗胃癌作用的山药、扁豆、薏米、菱角、金针菜、香菇、蘑菇、葵花籽、猕猴桃、无花果、苹果、沙丁鱼、蜂蜜、牛奶、猪肝、海参、甲鱼、乌贼、牡蛎、鸽蛋;宜多吃高营养,防治恶性病的乌骨鸡、鸽子、鹌鹑、牛肉、猪肉、兔肉、蛋、鸭、豆豉、豆腐、鲢鱼、刀鱼、青鱼、黄鱼、鲫鱼、乌贼、鲳鱼、泥鳅、虾、猪肝。要禁食霉变或腐烂变质食物,禁高盐,禁食辣椒、胡椒等有刺激性食物,术后禁食牛奶、高糖类饮食,少吃或不吃熏烤食品及腌菜;忌食香菜、葱、蒜、芥末等辛香走窜食品,不宜吃肥肉、肥鸡、肥鸭、含糖量高的甜食等肥腻生痰食品,对于牛羊肉、猪头肉、无鳞鱼、动物内脏、公鸡、狗肉、蚕蛹、虾蟹等海产品之类的"发"物也不宜吃。

对于术后的饮食调养,全胃切除后第 4 天禁食,清流 200 毫升/2 小时,两餐之间饮水 200 毫升,每日 7 次;第 5 天禁食,清流全量;第 6 天流食,清流 50 毫升/小时;第 7 天流食,清流 100 毫升/小时;第 8 天流食,清流 200 毫升/小时;第 9 天半流食,清流全量;第 10 天半流食,清流全量;第 11 天半流食,清流全量;第 12 天普食,流食全量;第 13 天普食,半流食;第 14 天普食,半流食;第 15 天出院,半流食;术后 7～14 天如病人感到头晕、心悸、脉快及出汗或上腹部胀满、恶心、呕吐、腹痛、肠鸣、腹泻等,应少吃多餐低糖,吃半固体饮食,平卧位进食,并平卧位休息 1 小时;术后 7～14 天若病人上腹部胀痛,进食后恶心、呕吐,呕吐物为胆汁,应及时报告医生。

患者出现下列症状时可对症调理:干呕时取羊乳 500 毫升煮开后依次加入 20 毫升竹沥水、20 毫升蜂蜜、10 毫升韭菜汁调匀后分次温饮。呕吐者取鲜牛奶 250 毫升、鲜生姜汁 5 毫升,少许白糖同放入锅中煮沸,稍温饮服,每日 1～2 次。恶心呕吐时宜吃莼菜、柚子、橘子、枇杷、栗子、核桃、阳桃、无花果、姜、藕、梨、杧果、乌梅、莲子。腹胀者可用陈皮 9 克、乌贼骨 12 克,适量粳米先行共煮粥,熟后去陈皮及乌贼骨,加 50 克猪瘦肉片再煮,食盐少许调味食用。腹痛时宜吃金橘、卷心菜、比目鱼、海参、乌贼、黄豆芽菜。腹泻时宜吃扁豆、梨、杨梅、栗子、石榴、莲子、芡实、青鱼。便血者宜吃淡菜、龟、马兰头、金针菜、荠菜、蜂蜜、猴头菇、木耳、羊血、蚕豆衣、芝麻、柿饼、豆腐渣、螺、香蕉、鱼翅。贫血者先将 10 克糯米加水煮粥,快熟时放入 30

克已捣碎的阿胶,边煮边搅匀,稍煮 2～3 沸,加少许红糖服食。防治化疗不良反应宜吃猕猴桃、芦笋、桂圆、核桃、鲫鱼、虾、蟹、鹅血、海蜇、香菇、黑木耳、薏米、鹌鹑、泥鳅、绿豆、金针菜、苹果、丝瓜、龟、甲鱼、乌梅、无花果。化疗病人多吃绿色蔬菜和水果,少吃脂肪及蛋白质含量高的食物。

要警惕残胃癌。专家认为,胃切除的人得胃癌的危险性高于常人的 2～6 倍。这是因为胃大部分切除后,胃泌素分泌少,胃内持续低酸,细菌过度生长,硝酸盐能转化为硝酸铵类,容易使胃黏膜癌变;再者,胆汁、胰液易"倒灌"引起胃炎而进一步癌变,弄得不好吻合口溃疡进而癌变可引起残胃癌的发生。

14. 贲 门 癌

贲门是胃的起始部(胃通常分三部分,上端入口为贲门,中间为胃体,下端出口为幽门),长约 2 厘米,医学上将食管和胃交界处的恶性肿瘤叫贲门癌,也可以说胃最上部分的恶性肿瘤称叫贲门癌,亦称贲门胃底癌,所以贲门癌实际上是胃癌的一部分。

医生认为,长期、反复、频繁打嗝应警惕是否是贲门癌的征兆。患者早期症状不明显,通常表现为上腹部或心窝部不舒服、隐痛,或轻微哽噎感间歇出现,吞咽食物时似有在某一部位一时停滞顿挫的感觉,胸部胀闷或紧缩感,且常伴有咽喉部干燥感,心窝部、剑突下或上腹部饱胀或轻痛。也有的患者早期出现上消化道出血,表现为呕血或柏油便,以上早期维持 3 个月以上。中晚期出现进食速度慢,吞咽困难,常需要将米饭加汤水才可咽下,逐渐消瘦,腹部出现包块、肝大、腹水,以至脱水、贫血。

早期贲门癌的诊断主要靠食管镜、胃镜和贲门拉网、X线造影、上腹部 CT 对中晚期贲门癌诊断准确,并能确定病变范围。

早期贲门癌大体形态与胃其他部位和食管的早期癌相似,可分为三型。①凹陷型:癌瘤部黏膜呈不规则的轻度凹陷,有少数为浅溃疡,与周围正常黏膜分界不明显,镜下分化常较差;②隆起型:癌变部黏膜增厚粗糙,稍有隆起,部分表现为斑块、结节或息肉状,以高分化腺癌占多数;③隐伏型:病变部黏膜颜色略深,质地略粗。

贲门是食管和胃的接口,进食时开放,食后关闭,以保证胃内食物不会反流到食管,由癌前病变、幽门螺杆菌入侵、饮食误区、陋习等原因引起恶变发展成贲门癌。慢性萎缩性胃炎、胃溃疡、胃息肉、胃黏膜上皮异型增生等癌前变化会发病。年龄 40 岁以上的人免疫力下降,幽门螺杆菌等毒素会大量入侵,在食管、贲门、胃部逐渐沉积而"闹事"。

不良饮食是发病的重要原因。吃过多肉类及高胆固醇食物,不仅易患动脉硬化,也影响血液循环;常吃夜宵容易使滞留在体内的蛋白质产生毒素;喜欢吃烟熏、烧烤、油炸、腌制食品,其中的致癌物会带来麻烦;长期吃粗糙、刺激性食物,以及进食过快、过热、过咸可引起贲门慢性炎症,长期持久的炎症可致使组织癌变。

最后说说陋习,调查表明,吸烟者、嗜酒者比不吸烟者、不饮酒者贲门癌的发病率高 10 倍,嗜烟又酗酒者发病率是无陋习者的 30 倍。

专家警示,预防贲门癌必须与发病原因背道而驰,要求人们注意日常生活的点点滴滴,务必做到戒烟限酒,不吃霉变、过烫、粗硬食物,少吃荤菜,多吃新鲜蔬菜水果,以补充人体所需的维生素 A、维生素 C 和维生素 B_2(核黄素)。

对于患贲门癌的患者,肿瘤专家给出下列提示。①经过手术治疗贲门癌是完全有可能治好的,调整心态,树立信心,积极配合治疗,调动身体内的抗病机制,消除悲观情绪,有利于康复。②术后出院可继续进食藕粉、蒸蛋、麦片粥、大米粥、烂糊面等半流质饮食,逐渐由稀变稠,术后一个月可过渡到软食乃至正常饮食,注意少吃多餐,每天 5～6 顿,进食时要细嚼慢咽,不要忌口,饮食清淡、新鲜、易消化、富有营养;不吃辛辣刺激,禁烟酒。③术后不要躺着进食,饭后不要马上平卧,可适当散步 30 分钟后再睡觉,睡觉时可将上半身垫高 30°,尽量朝向手术的一侧睡觉。④术后会有反酸、饱胀、呛咳等不适感,经上述饮食和体位调整可逐渐缓解,如不能缓解可服用奥美拉唑、吗丁啉等药加以控制;如有不能控制的腹泻,可在医生指导下服用止泻药。⑤如果术后接受化疗,一般于术后 3～4 周开始,需 2～6 次;如需接受放疗,一般于术后 3～4 周开始,疗程 2～6 周。

贲门癌患者的调养重在饮食。为抗癌不复发,专家推荐先将 9～15 克白术、3 克甘草加水 600 毫升煮沸 10 分钟,再加入 2 克绿茶煮沸 1 分钟,取汁分 3 次温饮,每日 1 剂。亦可取猕猴桃 50～100 克,大枣 25 克,加水 1000 毫升煮沸至 500 毫升时,加入 3 克红茶再煮 1 分钟,分 3 次温服,并食猕猴桃与大枣,每日 1 剂。术后饮食,应避免辛辣、刺激性、腌制、螃蟹等食物,忌烟酒。为控制转移和扩散,可服用天仙胶囊,每次 3 粒,每日 3 次,饭后半小时服;或参威口服液(糖尿病病人忌用),每次 1 支,每日 3 次。糖尿病病人服用聚糖肽口服液,1 次 10 毫升,每日 2 次,饭前半小时服。或紫芝多糖片,每次 4～8 粒,每日 3 次,饭前半小时服。或活力源口服液,每次 1 支,每日 3 次,饭后半小时服。化疗病人可少吃多餐含大量抗氧化的新鲜猕猴桃、草莓、苹果、胡萝卜等,以保护身体,防止化疗药物损害,预防化疗药物导致的感染。对消化不好的患者,每次水果摄入量不宜太多,等胃肠功能基本恢复,可吃一些清淡爽口的生拌凉菜。

15. 肠 炎

　　小肠位于腹腔的中、下部,长 5～7 米。医学上,按病理将肠炎分类,可分为下列 6 种。①病毒性:症状为水样腹泻,粪内无脓血,少数带黏液,半数病人有轻度腹痛,有的病人恶心、呕吐、发热,严重时因腹泻而脱水、酸中毒,6 个月至 2 岁婴儿多在夏秋季高发。②菌群失调性:每天 5 次左右呈蛋花样腹泻,进而可呈水样大便,或血便,典型者可见斑片状或条索状假膜,常有剧烈腹痛、腹胀,或里急后重,发热、恶心、呕吐等。③急性出血性坏死性:临床表现多样,可以腹痛、腹泻或休克为主,可引起广泛局限性小肠坏死,死亡率极高。④缺血性:可发病于任何年龄,91％的病人为 70 岁以上的老年人,女性多于男性,症状为餐后突然发生腹痛、腹胀,同进食量成正比,腹痛为绞痛或钝痛,并出现恶心、呕吐,发病后 1～2 天可出现腹泻和血便,可并发肠穿孔、腹膜炎等严重并发症;症状较轻者可在 2 周内消失。⑤弯曲菌感染:腹痛、腹泻,甚至里急后重、脓血便、发热、小便有血,1％左右的患者可出现败血症。⑥假膜性:突然出现腹泻,并伴有腹痛、恶心呕吐、心动过速、发热,还可能出现休克。

肠炎的发病有多方面的原因,包括病菌、污染、季节、疾病、药物、日常生活等方面。医学认为病毒、细菌、支原体、衣原体、放线菌、真菌、耐药性难辨梭芽孢杆菌、大肠埃希菌感染后会使感染者引发肠炎。另外,污染是肠炎发病重要原因。资料显示,工业污水、洪水过后的生活用水、垃圾及粪坑被水冲刷后流淌的水,不干净的筷子,清点过钞票的手有无数细菌、病毒,引发肠炎是不争的事实。研究指出,气象与人体健康关系密切,夏季气温较高,致病的细菌、病毒活跃,肠炎等肠道疾病的发病率骤然增多。临床医生告诉人们,长时间反复腹泻者容易患肠炎;动脉硬化、血管炎、血管形成血栓或栓塞人群是肠炎的接纳对象。药物引发肠炎是不争的事实,同时服用朱砂安神丸和三溴合剂可生成刺激性很强的新物质,使胃肠道发生病变,导致药源性肠炎;"老慢支"患者滥用抗生素者易被肠炎俘虏。

养生人士告诉人们:"日常生活误区也会招来肠炎",偏食者缺乏脂溶性维生素或摄入超量的微量元素铁;进食过快,胃要加倍"工作"才能消化食物,天长日久胃不堪重负,容易出现胃炎、肠炎等消化系统疾病;过食辛辣不仅加大对胃肠刺激,而且会诱发或加重胃炎、肠炎;饮水机不洗刷,饮用机内不干净的水;进食变质的方便面;食用多次反复高温油炸的食物;吃进未煮的家禽、家畜;从冰箱内取出的熟食直接入口;天天用牙膏刷牙,习惯将牙膏泡沫在口中反复含漱多次后吐掉,其中难免有残余牙膏泡沫随唾液一起咽入胃中,由于牙膏中含有二氧化硅(增强泡沫,增加摩擦力及去污能力)及二氧化钛(增加白度),二者都是过敏源,过敏体质者的肠黏膜受到刺激会诱发慢性肠炎。

罹患肠炎的病人十分难受和痛苦,如不及时治疗会出现脱水、血压下降,休克等后患。更为严重的是,肠炎病菌释放的毒素进入血液后引起血管痉挛,进一步加重心肌的缺血、缺氧,使血流中断,而诱发急性心肌梗死危及生命。

医学表明,预防肠炎要从关注天气、饮食、保持良好的卫生习惯、防病、运动等方面入手。

夏季肠炎的发病率较高,常因腹部受凉发病。因此,不可长时间待在低温的空调室内,也不可在风大的地方或潮湿处赤身纳凉,晚上睡觉时注意保护腹部,盖上毛巾被,最起码要用棉质毛巾盖好。

日常膳食多吃植物性、高纤维食物,新鲜蔬菜和水果要"唱主角",多次少量饮水,有利于排毒和调理肠胃;适当吃些松子、核桃仁、芝麻、花生;把住"病从口入"关,凉拌菜要清洁卫生,最好吃些醋和大蒜,少吃油腻食物,少吃辛辣刺激性食物,少吃肉类,少吃动物内脏等高胆固醇食物,夏季少喝冷饮,切忌暴饮暴食,忌油炸食物;家长喂养婴儿要确保食物新鲜干净,奶制品经加热消毒后方可喂养。

讲究清洁卫生是必须做到的。要保持餐炊具清洁,做到饭后、奶后立即彻底清洗餐具、奶具;做到饭前、便后洗手;做到生熟案板、刀具、炊具、容器分开使用;不吃隔夜剩饭菜,定时煮沸消毒餐炊具,碗筷抹布煮沸消毒时间不少于 20 分钟;要勤洗手、勤剪指甲、勤洗澡、勤换衣服;加强食品管理,扑灭鼠、蝇、蟑螂,防止食品污染。

预防肠炎的关键是堵断源头,控制传染源,务必严防大肠埃希菌入侵,积极治疗肠道感染,严防痢疾杆菌感染。如出现水样便应及时补充液体,以防脱水,可适当给予肠黏膜保护药;加强食品卫生,注意食品安全,把住"病从口入"关,定期消毒冰箱,不吃生猛海鲜及保存不好的水产品,肉类要煮熟透,牛奶应消毒;加强自我保健,不喝不洁的生水,饭前便后洗手,管理好病人,给予消化道隔离,处理好排泄物,环境及物品应消毒;在医生指导下使用抗生素,避免"二重感染"。

每逢洪灾来袭,灾民要做到以下几点。①治理环境卫生,严防水质污染,不喝生水。②做好自我防护,有充足的睡眠,不赤脚接触江河湖水,在医生指导下口服必要的预防药物。③注意食品卫生,不用脏水漱口,不吃生冷食品,不喝生水,不用共用毛巾和牙刷,不将生熟食品混在一起,瓜果及碗筷要消毒。④做好消毒、杀虫、灭鼠工作,用漂白粉、净水片、二氯异氰尿酸钠对水及粪便进行消毒,用残杀威、马拉硫磷、氯氰菊酯、氯硝柳胺进行杀虫、灭鼠。

养生人士告诫人们:"有益运动防病治病奇葩盛开,防肠炎摩腹运动使内疾不留。"现代医学研究表明,摩腹运动使腹部肌肉强健,促进血液和淋巴液循环,促进消化液分泌,对整个消化道是一个有益刺激;再者,摩腹运动可加快胃肠道蠕动,促进粪便尽快排出体外。专家提醒,摩腹时必须精神集中,排除一切杂念,意守丹田,将左手叠于右手背上,双手一起先顺时针方向 120 次揉摩胃脘部,再向下移动至脐部逆时针方向揉摩 120 次,然后全腹顺逆时针各揉摩 120 次。摩腹运动宜在晚睡前及早起后进行,先排空大小便,摩腹时站立或仰卧均可,也可边缓行边摩腹。养生专家直言:"摩腹运动持之以恒,肠炎尽去"。

养生专家一再告诉人们:"无病要防,有病早治,病中病后宜调养。"肠炎病人在治疗及治后的调养包括护理、饮茶及饮食、热吹及热熨、提肛及揉腹等方面。

护理时注意观察腹泻次数、量、时间及伴发症状,应有记录;呕吐物及粪便应妥善处理,防止交叉感染;重症患者应卧床休息,禁食 6 小时或稍长,以后渐进流食、半流食,失水量多者应多饮淡盐水。

韭菜根、叶捣烂取汁,以温开水冲服,每日 10 次。鲜马齿苋 60～90 克水煎服,每日 1 剂,连饮服 3 天。暴泻不止者取 6

克,炒车前子细末,开水冲服,每日 3 次。患者每日 2 次,每次吃 2～3 枚大蒜简单易行效果好。玫瑰花 4 克,金银花 10 克,甘草 6 克,红茶 6 克,水煎去渣取汁,汁水加粳米 100 克同煮粥,调入适量白糖,急慢性患者早、晚餐服食。

医学专家告诉慢性肠炎病人怎么吃?①低脂少纤维食物至关重要,因为脂肪太多的食物除不易消化外,还使腹泻加重,病人不宜吃油炸、油煎、生冷及多纤维食物,可吃些面条、馄饨、嫩菜叶、鱼虾、蛋、豆制品。②慢性肠炎病人如发生脱水现象,可喝些淡盐水、菜汤、米汤、果汁、米粥,以补充水、盐和维生素。③排气、肠鸣过强时应少吃糖及产气的土豆、红薯、白萝卜、南瓜、牛奶、黄豆等。④苹果含有鞣酸及果酸,有收敛止泻作用,患者可经常食用。⑤病人多半身体虚弱,抵抗力差,因而更应注意饮食卫生,不吃生冷、坚硬、变质食物,不喝酒,不吃辛辣刺激性强的食物和调味品。

慢性肠炎患者可利用电吹风直接热吹下腹部及脐周围 10 分钟,可调节肠道功能,改善肠道营养,减少刺激,促进慢性炎症吸收,有助于症状改善或消失。取粗盐 500 克,炒热后装入布袋内,熨肚脐及全腹部,可使肠炎症状日渐消减。

每天早晨起床前和晚上入睡前仰卧在床上,全身放松,排除杂念,意守肛门,提肛 10～20 次,向上提时吸气,向下放时呼气;提肛后休息 1 分钟再揉腹,揉时手心向下,右手放在肚脐上,左手放在右手背上,按顺时针方向揉腹 120 次,操作时先揉肚脐周围,并慢慢地扩大到整个腹部,注意揉腹时一定要意守丹田(肚脐下 1 寸半左右),揉腹时可出现正常的腹部温热或肠鸣、排气。提肛揉腹能够疏通经络,调和气血,促进腹部肌肉运动、改善新陈代谢、恢复肠功能。

16. 结 肠 炎

消化系统中的肠分为大肠和小肠,大肠分为盲肠、结肠和直肠,结肠依其走向分为升结肠、横结肠、降结肠和乙状结肠。

结肠发生炎症性病变叫结肠炎,患者多见左下腹疼痛或脐周围疼痛;也有全腹疼痛,还有消瘦、面黄、乏力,肚子感到沉重、发胀、大便溏稀不成形,鸡鸣泻,手指形状像一根"杵";也有脓血黏液便或便秘,结肠黏膜水肿充血糜烂溃疡,病程缠绵,经久不愈,甚至癌变。

医学上多见慢性结肠炎,也有的老年患者则是缺血性结肠炎。慢性结肠炎主要表现为腹泻,严重者每日多达十余次,粪便中常含有血、脓和黏液,并可伴有里急后重和阵发性腹痛,形体消瘦、贫血、全身虚弱等。该病分为慢性特异性结肠炎和慢性非特异性结肠炎两种,前者常见病因有细菌性痢疾、阿米巴痢疾、肠结核等;后者又叫溃疡性结肠炎,以青壮年居多,男性稍多于女性,病变主要在直肠、乙状结肠,主要表现为直肠和结肠黏膜的糜烂与溃疡,少数病人可出现中毒性结肠扩张、结肠麻痹、高热,有的可致肠穿孔,病程长者可并发结肠癌。医学上,进行结肠镜检查以确定是否为溃疡性结肠炎。老年人由于肠系膜下动脉及其终末动脉狭窄、阻塞,造成结肠供血不足而引起缺血性结肠炎。其病变多发生在半结肠,主要累及黏膜层,造成黏膜损伤、糜烂、溃疡,从而引起左下腹痛、腹泻及便血,部分伴有里急后重,少数患者出现发热、恶心、呕吐症状。医学上,通过 X 线钡剂灌肠造影或腹腔镜检查来协助诊断。

医学研究认为,结肠炎不是细菌感染性炎症,而是以直、结肠的浅表性非特异性炎症病变为主,并伴有肠外多器官损害的疾病。病变首先是直肠、乙状结肠黏膜浅层的弥散性炎症改变,继之充血、水肿、肥厚和脆性增加,产生浅小溃疡,进而发展成大溃疡。晚期则是结肠组织增生、肠壁变厚、变窄、管腔变短。本病起病缓慢,病程较长,反复发作。中医学认为,本病发病原因乃是气滞不通,血行不畅而致。具体病因包括心理、饮食、习惯、职业、疾病及药物等方面。首先是心理。心情不好、忧郁焦虑、睡眠障碍者会诱发大脑及结肠功能紊乱,久之则是结肠黏膜水肿充血,糜烂溃疡乃至进一步恶化。其次是饮食。饮食致病是重要因素,吃饭时猛吃猛喝进食多,喜吃精米白面及油炸油煎食物,肠胃负担重;经常偏食,不注意摄入粗杂粮、蛋白质,体内缺少必需维生素和微量元素,身体抵抗力差;嗜吃荤菜,蔬菜不进嘴,食物纤维含量少,肠蠕动不足;与水无缘很少喝水,有碍正常血液循环,如此等不良的饮食因素日积月累导致结肠组织发生炎性病变。

养生专家说:"习惯的好坏对健康的影响很大,不少疾病(包括结肠炎的发病)就是由陋习引起的。"长期嗜酒,大吃辛辣食品,刺激消化道黏膜,造成血管扩张,结肠功能紊乱,增大结肠炎发病的概率。第三,是习惯。排便时玩手机、看书报,下蹲时间很长,造成肛门直肠内多瘀血而诱发肛肠病。上厕所时吸烟会减弱大脑的排便反射,容易造成便秘,便秘者排便用力过猛,使直肠肛门增加不必要的负担与局部瘀血,导致结肠炎的发生与发展。第四是职业。职业与疾病的发生关系密切,临床医学统计显示,长期站立或久坐的人群发生结肠炎的可能性较大,因为直肠居于人体下部,长站长坐均使血循环回流不畅。最后是病和药。临床表明细菌性痢疾、阿米巴痢疾、肠结核等可并发慢性结肠炎;长期使用磺胺类、四环素类药物,可使人体内正常菌群之间失去平衡,导致假膜性结肠炎。

结肠炎的发病看似突然,其实是一个渐变的必然,是几种诱发病因综合恶变的后果。养生人士认为,预防才是硬道理,与其亡羊补牢,不如未雨绸缪,结肠炎的预防措施有心理、饮食、习惯、防病及用药4个方面。

(1)心理。不顺心不如意的事人人都会碰到,面对曲折困境不是萎靡不振,忧郁焦虑,而是泰然处之;遇事想得开,知足常乐,每当难以解脱烦恼时不妨去运动,去看电视电影,去旅游,做到每天都有好心情。

(2)饮食。避免暴饮暴食,忌食辛辣生冷食品,日常的膳食少渣易消化,不吃隔夜剩饭菜,冰箱中的生熟食物应分开,冰箱中取出的熟食要加热消毒,生吃瓜果应洗净削皮,餐具要用开水煮沸消毒或使用消毒柜消毒,防止肠道感染,食物要煮熟,杜绝食品污染。

(3)生活习惯。要做到起居有常,劳逸适度,多吃蔬菜水果,避免劳累不熬夜,坚持适中的运动锻炼,戒烟限酒,多次少量喝水,保持个人和环境卫生,做到勤洗手、勤剪指甲、勤洗澡、勤换衣服,尤其是喜欢在地上滚爬玩打的小儿更应做到"四勤"。

(4)疾病和用药。一方面,从源头上防病就抓到"点子"上、要害上,医学认为预防或减少菌痢、阿米巴痢疾、肠结核这些源头,必然减少或消除结肠炎发病的风险。另一方面,用药防病一定要听从医嘱,不可盲目用药(包括剂量、时间、合用等)步入误区带来伤害,用药前多咨询药剂师为上策。

养生专家告诉人们,结肠炎病人在合理用药过程中,在内行人士指导下,通过自身保健及护理、饮食、运动等方面加以调养,能使结肠炎的康复起到事半功倍效果。

自我保健是预防结肠炎复发的重要一环,也是根治该病的关键。所以,病人要做到以下三点。①避免受凉,控制情绪,由于腹泻和便血,长期摄食过少或吸收不良,可能是缺铁、缺叶酸或贫血,应给予适量补充;长期腹泻者应补充钙、镁、锌等微量元素;腹泻有血者要补铁、叶酸;重度大量腹泻又发热者容易脱水及水、盐代谢紊乱,要补充水分,并在医生指导下用药。②柿子、石榴、苹果都含有鞣酸及果胶成分,有收敛止泻作用,慢性结肠炎患者可适量食用。③起居有常,注意休息,活动期病人要减少精神和体力负担,避免重体力劳动,心理调养十分重要,排除杂念,保持心情愉快,做有益的文体活动,减少或避免康复后不复发。④坚持用药,不能治治停停,也不能症状消失就认为痊愈,应定期到医院检查,如果复发早期处理效果好。对病人的护理要做好三点。一是急性期或病情严重时应卧床休息,并定期测体温、脉搏、呼吸、血压,观察大便次数、量、色、形等;二是并发肠穿孔、肠梗阻时要及时实行胃肠减压,并请外科会诊;三是饮食以高蛋白、易消化食物为宜,忌食生冷粗糙及刺激性食物。

饮食调养十分重要。总原则是高热能、高蛋白、高维生素、少油、少渣,病人饮食宜柔软、清淡、易消化、富于营养,要少吃多餐,在急性发作的最初几天要禁食,可给予静脉营养支持,使肠道得到休息。症状好转可逐步过渡到流食、无渣或少渣半流食。日常的膳食要做到以下几点。①少吃粗纤维食物,尽量限制韭菜、芹菜、白薯、萝卜、粗杂粮等粗纤维食物,因大量纤维食物会刺激肠道,并影响营养吸收,对原本就营养不良的患者更会加重病情。②在发作和缓解期间不进食豆类及豆制品,以及大蒜、韭菜、卷心菜、花生、瓜子等产气食物,因为这些食物,会使胃肠道内气体增多,胃肠动力受到影响,会导致复发或加剧症状。③慎吃海鲜,因海鲜是"发物"使炎症复发,某些异物蛋白质易引起过敏,加重炎症反应。对于牛奶,要看患者喝牛奶后有无腹泻加重,最好不喝牛奶不吃乳制品。④忌吃辣椒、芥末、大蒜、生姜、葱、酒等刺激性食物,过冷过热食品也要避免食用,以免对胃肠道造成不良刺激。⑤患者发生腹泻常伴脂肪吸收不良,严重者可有脂肪泻,因此要慎吃油腻食物,不吃大块肉,可将蔬菜制成菜泥、菜汤,水果榨成果汁,将肉切成碎肉、肉丁、肉丝、肉末,将鸡蛋做成蒸蛋羹,烹饪时少油,宜采用蒸、煮、焖、炖为好。

对结肠炎病可进行运动调养,一是提肛,二是按摩。每天数百次进行缩肛运动效果不错,相传这个动作是乾隆皇帝最得意的养生功法。长期按摩腹部可使结肠炎逐渐达到痊愈,操作时每天晚上脱掉衣服平仰在床上,双下肢并拢,正常呼吸,以鼻吸气,口呼气,五指并拢,利用右手在腹部以顺时针方向按摩100次,在肚脐周围按摩上至胃口下至丹田,再以逆时针方向按摩100次。

17. 肠 梗 阻

消化系统中常见的肠梗阻是肠道传导阻滞不通的急腹症,意思是指肠道内发生阻塞,内容物不能全部通过(病情严重)或仅能部分通过(病情较轻)。

患者腹部异形,可见肠形和蠕动波,先有腹中部呈阵发性绞痛,腹痛时可伴有肠鸣,自觉有气体在腹内窜动,所到之处疼痛剧烈,此处便是梗阻部位;病人呕吐物为胃与十二指肠的内容物,高位梗阻者呕吐出现早且频繁,低位梗阻者呕吐出现迟而少,呕吐物内有粪汁样物质;严重患者肠管上下不通气,有粪不能排,有废气(屁)排不出,肚子胀得鼓鼓的,较轻患者仅有少量气体和粪便排出;患者晚期可出现脱水、全身衰竭、脉搏细弱、血压下降,以至于休克。

医学研究表明,诱发肠梗阻的病因有高龄、饮食、不良习惯、疾病与药物四个方面的因素。先说说高龄。据统计,老年人发病率占急腹症的22.5%,原因是高龄老人肠收缩功能减弱,常有便秘现象,粪便蓄积在肠内造成阻塞;况且高龄老人多有炎性疾病,可侵犯腹腔而致病。其中不少老人因肠管缺血而出现绞窄性肠梗阻。再说说饮食。饮食是致病不可忽视的重要因素。空腹吃柿子,柿子中的胶酚、果胶和胃中的胃酸结合生成柿石,一旦这种胃柿石进入肠道便发生肠梗阻。夏天大量吃西瓜,将西瓜子一同吃下,瓜子随着肠蠕动而逐渐集聚成团,致使大便秘结、腹胀、甚至造成肠梗阻。养生专家认为,人体健康需要日常的膳食均衡,如果发生偏食而人体缺钾,血浆中钾含量低罹患低血钾时,会使骨骼肌肉软弱无力,还会出现心律失常和肠梗阻。第三说说生活习惯。养生专家告诉人们,生活习惯的优劣对人体健康关系密切,有的人饭后马上放松裤带,腹腔内压力突然下降,消化道的支撑作用减弱,致使消化器官和韧带的负荷增大,促使胃肠蠕动加剧,日久容易导致肠梗阻和胃下垂。最后说说疾病与药物。临床医学发现,动脉硬化(患者支配肠道的血管发生硬化,动脉腔变窄、变细,进而引起小肠缺血,造成血运性肠梗阻)、肿瘤(结肠肿瘤日渐增大,以致阻塞肠腔)、便秘(粪便在肠道形成硬球硬块而阻塞肠道)、肠粘连(粘连带受压迫,牵拉肠管而发生梗阻)、蛔虫症(小孩腹部摸到的肿块,往往是肠内容物有蛔虫团性阻塞)都会发生肠梗阻。医生还说,腹内膜或后腹膜感染,以及腹内手术后代谢紊乱也会发生肠梗阻。用药误区也有害,研究发现,胃病患者常用氢氧化铝凝胶来治疗,久服要不得,因为氢氧化铝具有收敛作用可引起便秘,粪便中的凝结物可引起肠梗阻。

医学研究表明,肠梗阻不仅能引起肠道局部组织和正常功能的异常,还可引起全身一系列的生理性病理性改变,甚至危及生命,养生人士告诫人们,有病才治这好比等口渴才去挖井,打起仗来才去铸造武器,不亦晚乎! 肠梗阻重在预防,正如圣人所云:"不治已病治未病。"要在饮食、注意卫生、防便秘、积极防治原发病等方面加以预防。

饮食上,尽量少食或禁食糯米、竹笋、动物心脏、筋膜、肌腱等不易消化、易形成团块的食物;多选食易消化含纤维素多的植物性食物,少食动物性食物,食物加工或烹饪要精细,以利咀嚼,动物类食品应煮烂透后食用,以便于消化吸收。

重视牙齿保养或修复是预防食物性肠梗阻的重要一环。为此要养成爱科学、讲卫生的好习惯,务必要注意饮食卫生,做到早晚两次正确刷牙,每次进食完毕后用温开水或淡茶水漱口,经常清洗口腔,青少年防止蛔虫病,每半年口服一次驱蛔药,老年人注意保护好牙齿,牙齿脱落应装适宜的义齿。

养生人士倡导"身体健康力争做到'吃'(科学膳食)、'睡'(高质量的睡眠)、'排'(大小便)、'动'(坚持适中的运动)这四个字的完美"。防便秘要做到养成定时排便的习惯,日常多饮水,晨起喝杯蜂蜜温开水或温淡盐水,日常膳食少吃辛辣刺激性食物,多吃蔬菜水果,晚睡后或早起前平躺床上用两手重叠按顺逆时针方向绕肚脐揉腹各 50 次,促进肠蠕动,预防肠梗阻效果佳。

治疗原发病要抓住源头。临床发现,消化系统及心血管疾病,尤其是肺心病是引发肠梗阻的原发病。所以,积极治疗这些原发病,是在源头上预防肠梗阻的关键一招。

有病就诊治不注意调养,往往使康复大打折扣,甚至半途而废,肠梗阻这个不小的病在正规救护、护理、正确科学调养时确为高明之举。

早期救护时术者位于病人一侧或背后,病人腹部放松下垂,术者双手抱病人腹部后突然放松,然后对病人由轻到重逐渐加重颠簸,每次持续 3～5 分钟,休息 1 分钟,再进行 3～4 次,病人多有欣快感,随后症状减轻有排便感。对于绞窄性肠梗阻和肠肿瘤引起的肠梗阻,应施行手术治疗,病人可静脉滴注补充营养和水分,尽量不用镇痛药和止吐药;可采用中药减轻腹胀,防止呕吐,减少胃肠积液。

诊断为单纯性机械性肠梗阻的早期,或不完全梗阻,特别是肠粘连、蛔虫性及粪块性梗阻时,应严密观察腹痛腹胀变化,不妨先用非手术疗法,可每日一次口服生豆油(或麻油或花生油)200 毫升,儿童 80～120 毫升,亦可经胃管注入。非手术治疗的护理,患者生命体征稳定时,采取半卧位,使膈肌下降,以利于患者呼吸循环系统的功能改善;患者常规禁食,当梗阻缓解,出现排气、排便,腹痛、腹胀消失,可进流质饮食,但忌吃产气的甜食和牛奶;还要严密观察患者的腹部情况和全身情况,若患者出现腹痛发作急骤,有明显的腹膜刺激、体温上升、不对称的腹胀、呕吐、肛门排出物为血性,甚至休克,应及时报告医生,并做好术前准备。专家认为,病情严重者必须迅速采取手术治疗,如果拖延时间会造成严重后果。

手术治疗的护理要做到以下几点。①术毕患者回到病房,要监测血压、脉搏、呼吸、意识、记录尿量;硬膜外麻醉术后平卧 6 小时或全身麻醉清醒后血压平稳者,应取半卧位,给患者扎上腹带,鼓励并帮助患者深呼吸及有效咳嗽,咳嗽时按住伤口以减轻疼痛;还可进行常规超声雾化吸入,保持呼吸道湿润,有利于痰液咳出。②妥善固定胃管及腹腔引流管,保持引流通畅,避免受压、折叠、扭曲或滑脱,造成引流管效能降低；注意观察并记录引流液的颜色、性状及量，若有异常及时报告医生；胃管在肛门排气、肠蠕动恢复后即可拔除。③术后禁食，肠功能恢复后停止胃肠减压，改为流质饮食，进食后无呕吐及其他不适，3天后可进行半流质饮食，10天后进软食；胃切除吻合术后，进食时间应适当推迟。④肠梗阻手术后，尤其是粘连性肠梗阻患者，鼓励患者早期活动，如病情平稳、术后24小时即可开始床上活动，尽量争取下床活动，促进肠蠕动恢复，防止肠粘连，促进机体和胃肠道功能恢复。⑤做好患者的心理调适工作，讲清手术的必要性，关心体贴患者，设法转移患者的注意力，减轻患者痛苦，使患者配合术后各项护理医疗工作。

权威养生专家认为，肠梗阻在正规医院诊疗后，即使症状有所缓解，也不能忘了调养自身，为此要做好以下调养。

在缓解期，尽可能吃些粥、馒头、蛋糕、奶类、豆浆等稀软食物，少吃多餐好！切忌暴饮暴食，也不要进食较硬食物、黏及纤维多的食物，避免冷食、冷饮。善于管住自己的嘴，千万不能见到丰盛的鱼、蟹、肉，就忍不住动筷子大吃大喝。如果不注意使肠梗阻复发，用手抚摸可以明显触到腹部一个个的包，此时喝50～100毫升麻油或生豆油可消除麻烦。

进行呼吸运动、腹肌锻炼、腹部按摩、下肢活动，餐后进行俯卧1小时，改善消化功能，利于消化吸收。

养成良好的卫生习惯，预防和治疗蛔虫症，尤其对蛔虫性肠梗阻患者，缓解后仍应进行驱虫治疗。

医学认为，六神丸内含蟾酥，可直接收缩肠管，改善肠管运行，使肠管自主神经调节到正常水平，操作时取新鲜葱白20～30段洗净，捣烂后加入15～20粒六神丸调匀成圆饼状，经稍温后敷贴肚脐上，外盖纱布并用胶布固定6小时，每隔6小时轮换上述操作，1～2天后肠梗阻消失。

用蜣螂 7 只,黑白丑 10 克,石菖蒲 10 克,每日 1 剂水煎服,3～5 日梗阻消融。

"金鱼运动"操练简单,患者不垫枕头仰卧在平板床上,身体尽可能伸展成一条直线,双脚尖一起向膝盖方向尽量仰弯(跟腱尽量伸长),使其与小腿成直角,双手十指交叉,掌心向上,放于颈后第 3、第 4 颈椎处(颈后最突兀的为第 7 颈椎,顺承向上第 3、第 4 颈椎处),两肘平撑于床面,身体要模仿金鱼游泳动作,迅速做左右颤动摇摆,水平向左右两侧交替摆动,每次 5 分钟,早晚各 1 次,这种仿金鱼运动可促进肠内容物的正常排泄,坚持数日肠梗阻便会逐渐消失。

18. 肠 息 肉

大肠黏膜表面并向肠道腔内突起的赘生物叫大肠息肉,多见于 40 岁以上的中老年人。一般患者无自觉症状,在有症状者中常见粪便带血、血色鲜红或淡红,血可附着于粪便表面,也可与粪便相混,或间歇出现,出血量通常不多,有时肉眼看不见,但做大便潜血试验可呈阳性,个别患者因息肉自行脱落而发生出血,甚至发生出血性休克。大肠息肉如数目较多或体积较大,会造成腹痛、腹泻、大便困难等症状,如果直肠息肉有长蒂,排便时可脱出肛门外。医学认为,大肠腺瘤性息肉是一种癌前病变,一般 5～10 年以后可演变成大肠癌。长在结肠壁上的赘生物叫结肠息肉,是一种良性病变,中老年人癌变率为20％～40％,中青年癌变率较低。小肠黏膜长有的小赘物叫小肠息肉,息肉数目少,较少发生癌变,有的病人可出现腹痛和腹泻。

病理学认为,肠黏膜细胞过度增生是发病的主要原因;也有的患者则是慢性结肠炎、肠血吸虫病、肠结核、肠阿米巴病和慢性痢疾反复发作所致炎症引发;约6%患者是先天发育异常的幼年性息肉;研究认为,遗传因素可发生肠黏膜皮肤色素沉着和胃肠道多发性息肉。

预防肠息肉除保持良好心态外,选对食物有较好效果。这些食物是醋和蒜(肠道卫士,能增强胃肠道的杀菌和防御能力)、黑木耳(肠道清洁工,可清洁血液并洗涤肠道)、海带(肠蠕动"加速器",加速肠道运动,以及润肠通便)、糙米(疏通肠的"管道工",提高人体免疫力,促进血液循环,增加肠道有益菌增殖)、魔芋(清除肠壁废物)、蜂蜜(肠道健康的"卫士",所含成分为肠道提供良好的休息环境)、酸奶(内含的益生菌可筑起维护肠道均衡的天然防线)、花生(肠道的"润泽剂",增强抵抗外界侵扰的能力)、猪血(肠解毒的"特派员")。

预防肠息肉除常吃上述防息肉的食物外,给肠道排毒十分重要。可在早上排便,太阳出来后做做操,跑跑步,身出微汗,接着用温水洗澡,晚睡前热水洗脚泡脚15～20分钟,是行之有效的。

肠息肉不但是多余赘肉,恶化下去可癌变,因此不可姑息,及时切除是良策。术后的饮食要科学调养,务必做到忌食辛辣刺激、油腻、生冷饮食;不可摄入羊肉等热性食物及温补之品;避免过于精细、煎炸、烧烤食物;尽量食用粗茶淡饭,易于消化而质软食物;经常食用具润肠作用的银耳、荠菜、莲子,加上保持良好心态,坚持适中运动,达到清洁肠道,去掉肠胃中的"脏东西",使胃肠健康,身体强壮。

19. 阑尾炎（盲肠炎）

盲肠位于人体腹腔内靠近肚脐右下方的大肠起点上，一头是闭合的，阑尾是悬挂在盲肠末端的一小段盲管。阑尾样子像条蚯蚓，其长短因人而异，短的只有 2 厘米，长的可达 20 厘米以上。到了老年，阑尾还会萎缩，甚至很难找到。阑尾的管腔狭窄，有的人生活无规律，饱一顿饿一顿，肠道功能紊乱，时而拉稀时而便秘，会导致阑尾肌肉痉挛发生阻塞；有的人刚吃完饭就打球或剧烈运动，食物残渣容易从大肠掉进阑尾里发生阻塞；有时蛔虫会钻到阑尾里发生阻塞。如此等等，阑尾内的粪汁排不出来，细菌繁殖发炎，这就是医学所说的阑尾炎，也有人称为盲肠炎。

阑尾炎按发病特点和症状可分为急性和慢性两种。急性阑尾炎发病急，表现为突然发生腹痛，而且是"声东击西"转移性腹痛，发病初的腹痛在上腹部（"心窝部"），数小时至十多小时后上腹部疼痛减轻或消失，转向右下腹，走路及活动时疼痛加重，腹痛时可有恶心、呕吐、乏力、排便次数增多、发热等症状。需要说明的是，患者因年龄、体质和抵抗力的不同，有的症状并不典型，例如，有的是上腹部闷胀、呕吐、腹泻；有的却是便秘、腹部窜痛而无腹泻；有的不是很明显固定在右下腹疼痛，却是满腹疼痛伴胃部隐痛。慢性阑尾炎是急性患者消退后遗留的阑尾慢性炎症，平时有不太明显或不规则的腹部隐痛，也可有腹部饱胀和排便次数增多现象，病人长期低热，可以急性发作，其症状如同急性阑尾炎。

　　阑尾炎发病时腹部痛如刀绞，十分痛苦。阑尾炎发病原因是什么，如何加以防范，现介绍如下。阑尾的管腔狭小而扭曲，因心理因素（精神高度紧张或情绪不良，人体内的肾上腺皮质酮激素分泌增加，造成机体免疫力低下）、疾病因素（便秘患者粪石中水分被吸收，粪石中毒物的侵害，寄生虫在扭转的阑尾中发生阻塞）、饭后即运动（食物的重力和运动的颠簸作用使食物"颠入"盲肠甚至阑尾），以及大肠埃希菌、链球菌入侵管腔并繁殖而使阑尾发生炎症等。

　　阑尾炎患者不仅十分痛苦，而且老年患者死亡率不低。养生专家提出防患于未然，预防阑尾炎招数。一是预防感染，注意饮食卫生，增加摄入膳食纤维，多吃新鲜蔬菜水果及粗杂粮，以使膳食纤维带走毒物减少感染。二是驱除肠道寄生虫，清除机体感染病灶。三是养成良好的生活习惯，努力做到"吃"（科学膳食）、"睡"（高质量睡眠）、"排"（大小便）、"动"（坚持适中的运动锻炼）四个字的完美，千万不要饭后马上进行剧烈运动。三是一旦感到肚子不舒服，特别是肚脐周围隐隐作痛，不想吃饭又恶心，几天后疼痛加重又发热，应立即到医院诊疗，以防延误治疗，专家认为，急性阑尾炎或慢性阑尾炎急性发作时，手术切除是最佳治疗方法。

　　阑尾炎患者患病初期应卧床休息，腹痛剧烈时要采取左侧卧位；呕吐频繁时，头应偏向一侧，防止呕吐物误入呼吸道而发生窒息；休克患者应平躺，头稍低，清除口中异物，保持呼吸道通畅；化脓期绝对半卧位。饮食方面先要禁食，1～2日胃肠功能恢复及肛门排气后可进流食，视病情进半流质、温热软食，忌生冷及难消化食物，注意饮食清淡、有节，细嚼慢咽，多吃富含纤维的果蔬，少吃姜葱蒜，节制羊狗肉的摄入，切不可暴饮暴食。还要观察并记录体温、脉搏、腹部体征及排泄物情况。专家告诫，如有阑尾炎迹象，不可用热水袋敷痛处，否则使病情加剧;更不可服用轻泻通便药,否则会导致发炎的阑尾穿孔。

很多生过病已康复的人深有体会地说:"在对症治疗的同时进行自我调养,可以好得快,康复也顺利。"对阑尾炎病人来说也是如此。治疗及好转期间的调养可按睡姿、药茶及食物、活动等方面实施。

患者不宜右侧卧,以免炎症加剧,宜采取双膝屈平卧位,以使腹部紧张度下降,从而缓解疼痛。

调养的药茶方剂:①鲜菖蒲120克,水煎分2次饮服,渣再煎当茶饮;②鲜马齿苋、蒲公英各60克,水煎分2次饮服;③穿心莲18克,野菊花30克,水煎饮服,每日1剂;④马齿苋、红藤各50克,水煎服。

专业医生认为,较轻的慢性患者,不用开刀和药物治疗,吃下面的食物非常灵验:上午10点吃梅干一粒;下午2点吃阳桃半个,沾些甘草粉,渣不可吞下;晚上九点喝半碗甘草茶(甘草30片,入锅放1碗半水,火煎至1碗,掺些盐、白糖),连续5天可愈。此外,患者取石榴皮制成100%煎液,烘干后研成细粉装入胶囊,每天3次,每次1~2粒温开水送服,数天后面露笑容。

轻症病人手术当天可下床活动,重症病人不宜长期卧床,及早下床从轻到重活动,以促进肠蠕动恢复,防止肠粘连的发生。慢性阑尾炎患者进行正确规范的揉腹锻炼效果十分满意,具体操练是:排空大小便后洗净双手,仰卧在床上,裸露腹部,搓热双手,然后左手在下,右手在上相叠按压在腹部,以肚脐为中心点,慢慢地逆时针方向旋转按揉90次,然后顺时针方向旋转按揉60次,按揉的力量宜先轻后重,按揉中双手经过阑尾时要稍加用力,按揉后两手在肚脐两旁上下推搓腹部30次,按揉后坐起,盘腿,两手在后腰两肾部上下推搓30次。

20. 蛔虫症

医学发现的寄生虫有蛔虫、血吸虫、肺吸虫、肝吸虫、钩虫、蛲虫、丝虫、猪囊史、姜片虫、管圆线虫等。

当吃了不洁净且带有蛔虫卵的生冷瓜果蔬菜,摄食生鲜水产品,加工过生鲜果蔬水产品的刀具及砧板未经消毒随即使用并入口,进食前不洗手,均可导致蛔虫症。当代都市人喜欢进食新、特、嫩、鲜食品,采取急火快炒或火锅水一烫就吃,造成蔬菜未消毒彻底,荤菜外熟内生,这样的"时髦餐"也可能罹患蛔虫症。洪涝灾害发生的地方一片狼藉,垃圾、厕所污水肆意横行,蛔虫症便尾随引发。

蛔虫形状很像蚯蚓,寄生在人的小肠内,不断产生大量虫卵,随粪便排出,污染在人的手上或泥土、瓜果蔬菜上,不注意饮食卫生,引发蛔虫症是情理之中的事。当不明原因的经常肚脐周围疼痛,大便时干时泻,面黄肌瘦,脸上有指头大小样圆形白色斑块,贪吃肚子大不长肉,夜间睡眠易惊醒,睡时流口水、磨牙,去医院检查粪便有蛔虫卵,可诊断为蛔虫症。

家长要及早发现孩子有无蛔虫症,一看孩子是否贫血、脸色苍白,特别是口唇、眼睑等处更为明显,有的甚至面部水肿,头发稀少、干燥,有的精神萎靡;二看孩子是否常厌食,消化不良,消瘦,睡觉时常磨牙、惊恐、易醒;三问孩子是否肚子痛,哪个部位痛,用手按摩看看有无疙瘩(在肚脐周围);四查面部有无虫斑,舌头有无杨梅样肿物,下唇内侧黏膜有无粟粒样丘疹。以上四项如有可疑,应带孩子去医院检查大便进行确诊。

医学认为,蛔虫症患者体内的营养往往被蛔虫抢走一大半,造成营养不良,发生贫血等症,严重威胁身体健康;若蛔虫挤结成团可引起肠梗阻;若蛔虫奔向肺部,使人发热、干咳,偶尔咯血;若蛔虫钻入胆道引发胆道蛔虫症,病人腹痛剧烈甚至不能忍受。

养生专家再三提醒,预防蛔虫症要在以下几方面做到位。

(1)改善环境,应有专人维持、清扫消毒;加强粪便管理,有符合卫生条件的公共厕所,粪便做到定点集中、定人管理、定时下药,以有效杀灭虫卵;垃圾的收集和处理要规范,做到分类收集、定时运送和焚毁;加强水源管理,饮用符合安全的净水,洪灾地区的饮水必须严格消毒。

(2)学会洗手,要用流动的清水洗手,先将剪过指甲的手用水稍湿,双手擦上肥皂或洗手液并相互搓摩,接着用流动的自来水冲洗双手,注意手心、手指、手指缝、指甲缝和手腕都要洗干净,洗毕用吹热风或干净毛巾擦净双手。

(3)加强食品卫生管理,力戒"虫从口入",不在卫生条件差的摊点买东西吃,进食前和便后要洗手,蔬菜要洗净并加工消毒,荤菜要煮熟透再吃,不吃生的或半生不熟的海、河鲜,吃火锅的蔬菜要洗净,荤菜不能一涮即吃,吃水果要注意卫生。

(4)旅游外出要注意饮水及食品安全,回来后吃 30 克南瓜子可驱蛔虫,亦可在医生指导下服用驱虫药。

蛔虫虽小但可怕,日常注意防范有必要。倘若不慎罹患蛔虫症,除在医生指导下正确用药外,养生专家告诉患者科学调养的简单妙招有以下六条。①石榴树皮 15 克,洗净,加水 500毫升,煎浓汁约半碗,清晨空腹饮用,成效非凡。②每隔 6 小时服 2 汤匙食醋,连服 2 天。③新鲜小麦秆 200 克,洗净,加水800 毫升煎至 400 毫升,上午 9 时与下午 4 时各服 200 毫升。④生丝瓜籽剥壳,取其籽仁嚼烂,成人每次 40~50 粒,儿童 30

粒,空腹时用温开水送服,每日 1 次,连服 2 日。⑤葫芦(干品)30 克,加水煎汁代茶饮,每日 1 剂,不拘时饮服。⑥花椒 50 粒捣碎,10 枚乌梅,共用沸水冲泡,温时代茶饮,对于蛔虫性腹痛、胆道蛔虫病有意想不到的作用。

21. 肠 癌

肠癌由生长肠内壁细小的息肉形成,原先初起的息肉无害,但数年后部分息肉在多种因素作用下产生病变形成癌细胞而发生肠癌,多发于 30—50 岁,男性多于女性,高危人群为 50 岁以上中老年人,高脂肪低纤维饮食,有家族史,患大肠息肉、溃疡性肠炎的人。

早期症状隐蔽,早期信号:①有慢性结肠炎、结肠息肉和痔疮等病史的患者,出现排便次数增加,排便困难或呈黏液稀便,有排不尽的感觉;②腹部不适或腹胀,腹部有包块;③大便形状变扁或有明显压痕;④大便带血或便血混合在一起。

肠癌症状表现为腹痛,部位较固定,也有患者表现为中下腹部隐痛或胀痛,下腹部可触及坚硬肿块,大便次数多,开始为大便稀薄、带有黏液和脓血,便形或细或扁,或因硬块压迫造成沟状缺损,肠腔发生狭窄梗阻便发生便秘,也可出现腹泻,患者日渐消瘦、贫血、乏力,多有上唇苍白、舌体青紫色且胖大,常发热,老年患者多屁,晚期可摸到腹部肿块及淋巴结大。

医学界有多种手段迫使肠癌现出原形,以便早期发现,及时将其消灭在萌芽状态。其中进行肛门指检是最简便的"一指值千金"方法。医生只要将戴有手套的食指插进患者的肛门内,就可以在肠壁上触及有无肿块,临床上约有 80% 的肠癌病变是通过肛检被早期发现的。另外,进行大便潜血试验方便快捷,也是捕捉早期肠癌的有效措施。

研究表明,导致肠癌的原因有遗传、心理、肥胖、疾病、饮食、陋习等因素。医学发现,直系亲属中如有 1 人或多人患肠癌,这种遗传因素在一定致癌物作用下,更易患肠癌。另外,癌变率高的结肠息肉病、慢性溃疡性结肠炎等有遗传性,因此可以说肠癌有遗传性也是在情理之中的。紧张、发怒、悲愤、忧伤等不良心理会导致心率加快,减弱免疫力,每分钟心率在 80 次以上的心率加快者,罹患肠癌的危险性很大。调查发现,肥胖者大量脂肪堆积不能排出变成毒素长期淤积肠道,使癌基因活跃起来而诱发肠癌;绝经前肥胖女性容易罹肠癌。临床表明,罹患肠息肉、溃疡性结肠炎、胆石症、久治不愈的痢疾、便秘、血吸虫病的人易患肠癌。

医生提醒,高脂肪、过多蛋白质、低膳食纤维饮食是肠癌高发的重要原因,可以说吃得越好越容易得肠癌,高脂肪饮食是肠癌的催化剂,过多蛋白是肠癌的诱发剂,红肉及熏烤食物易导致肠内菌群组成紊乱,促使致癌物生成和发展招致肠癌;常饮用未煮沸的水,患肠癌的危险性增加 38%;进食少膳食纤维,胃肠蠕动慢,毒物长时间停留肠内而发病。

吸烟、酗酒、久坐不动等陋习引发肠癌是不争的事实。调查显示,烟民的发病比不吸烟者早 6 年;乙醇使致癌物活化引发肠癌已为医学界和众多人士的共识;室外活动少,日照少,体内维生素 D 不足增加罹患肠癌的危险,尤其是晚餐过饱又缺少运动,毒物在肠内长时间停留更会促发肠癌的发生。

防患于未然是众多养生人士的共识和举措,预防肠癌要在心、体、食、查、治、药、生活七方面落实到位。心——保持良好的心态。体——坚持运动不肥胖。食——多吃蔬菜水果,尤其要常吃增强免疫功能、抗癌显效的大蒜、红薯、胡萝卜、包心菜、洋葱、苦瓜、扁豆、苹果、柑橘、葡萄、草莓、桃、魔芋；食物纤维就像刷子一样，可促进肠道蠕动，减少肠道致癌物停留时间；吃香蕉和熟土豆等富含淀粉食物，使废物加快从消化道排出，而且淀粉经发酵后产生的物质是癌细胞生长抑制剂，增加免疫活性。查——50 岁以后每年一次筛查，包括肛检、粪潜血试验，夫妻互查尤其为好。治——积极治疗肠息肉、溃疡性结肠炎、大肠腺瘤、痢疾、便秘、血吸虫病等癌前病变，通过筛查并治疗不留后患。药——在医生指导下服用小剂量阿司匹林。生活——戒烟少酒多晒太阳多运动，晚餐不过饱。

如果得了肠癌需要手术，病人的术前饮食，宜进食高蛋白、高热量、高维生素、易于消化、营养丰富的少渣食物，增加机体抵抗力，忌辛辣刺激坚硬食物，减少对肠道的刺激。在检查上，除做好直肠指检和直肠镜检测外，还要进行心、肺、肝、肾等脏器的功能检查。

对于病人的术后护理要做到以下几点。①严密监测生命体征，同时注意病人刀口渗血情况及造瘘口血运是否良好。②要注意维持各管道的正确位置，保持通畅，务必无菌操作。③麻醉后清醒 6 小时，血压平稳者取半卧位，以利于引流；人工肛门术后，应向人工肛门侧侧卧，以防大便或肠液流出污染腹部伤口。④要禁食 3～4 天，待肠蠕动恢复、肛门排气后可进流食，一周后进半流食，2 周左右可进易消化又少渣的普食，利于吻合口的愈合；为防止人工肛门排出大便有恶臭，病人宜吃酸奶、藕粉，避免蛋、蒜、葱、虾等食物。⑤会阴部伤口感染或开裂时，可用 1∶5000 高锰酸钾温溶液坐浴，每日 2 次，坐浴后更换敷料，预防伤口感染，促进伤口愈合。⑥人工肛门局部皮肤术后 2～3 天，先用生理盐水棉球洗净造瘘口周围皮肤，涂上氧化锌软膏，以防排出的大便浸渍皮肤而出现皮炎，待粪便成形有规律时,可用清洁水洗皮肤并保持干燥。换粪袋时取坐位,袋内积粪要及时倾倒洗净。大便成形及养成定时排便习惯后,病人就可以在天天排便后用棉垫将造瘘口盖好,用绷带固定。人工肛门开放 1 周后应开始扩肛,每周扩肛 1～2 次,持续 2～3 个月,扩肛时要张口呵气,不吃生冷坚硬食物。术后 3 个月应忌肛检或肠道检查,遵医嘱服用抗癌药并定期复查。

在病人术后的家庭护理方面,为防止肠道粘连或肠梗阻,应根据术后自身情况及早下床活动,一般出院 3 周后的患者可以散步,做些仰卧起坐等运动,通过适当运动可加快血液循环,加快排出身体毒素;最好外出运动时晒晒太阳,促进维生素 D 合成,有利于康复。适量饮用含有双歧杆菌酸奶,可增加有益菌数量,阻断致癌物亚硝胺形成,可防复发。

患者放疗后,生活上要注意以下几点。①生活要有规律,按时起居、服药、活动、娱乐、睡眠,这样有利于康复。②有人工肛门患者,放疗后会产生大便形状改变,每次排便后要用柔软、温湿纱布或小毛巾洗净造瘘口周围皮肤,并涂上薄薄的氧化锌软膏以保护皮肤,并保持此处清洁。③对于有会阴部感染的患者,用 1∶5000 的灰锰氧溶液坐浴,温度适宜,每日 2 次,每次 20 分钟,以保持伤口清洁,防止感染。④进行排便训练,每日早晨、晚睡前各 1 次排便,耐心、持久、不厌其烦地进行训练,以达到控制大便的目的。

病人的饮食很重要,如果吃的时间不对,或是吃的食物不好,会影响康复甚至复发。专家指出,病人在排气(放屁)前不能进食,病人排气就表示患者的胃肠功能基本恢复,此后第二天病人没有腹胀的感觉,就可以进食少量的米汤、糖水等流质饮食,以后逐渐向普通食物过渡,切忌术后暴饮暴食,也不能进食芹菜、韭菜等粗纤维食物。病人饮食以稀软开始,到身体逐步适应后再增加其他饮食,要样多量少,合理搭配糖、脂肪、蛋白质、维生素等食物,每天都要有谷类、瘦肉、鱼、蛋、乳、多种蔬菜、豆制品,不宜进食高脂肪、高胆固醇食物,每日食油 50 克,荤素油按 1:2 搭配为好,因为纯植物油易氧化,掺些动物油可减少自由基形成。病人宜多吃具有抗肠癌作用的甲鱼、羊肉、鹌鹑、西蓝花、胡萝卜、芦笋、核桃、薏米、无花果、菱角。里急后重者宜吃大头菜、苦瓜、丝瓜、无花果、乌梅、杨梅、刺猬肉。宜多吃增加免疫力的西红柿、胡萝卜、芦笋、山药、黑木耳、香菇、刀豆、扁豆、甜杏仁、蜂蜜、黄鱼、海参。宜多吃具有排脓解毒作用的丝瓜、冬瓜、甜杏仁、桃仁、荞麦、油菜、大头菜、鱼腥草、核桃、鲫鱼、猪腰。减轻化疗毒性反应宜吃甲鱼、乌龟、鹌鹑、鹅肉、泥鳅、猕猴桃、无花果、苹果、橘子、赤豆、绿豆、黑豆、薏米、核桃、香菇、丝瓜等。忌烟、酒、葱、蒜、花椒、辣椒、盐腌、煎炸、烧烤食物。少吃肥肉、高胆固醇、动物内脏。

推荐手术恢复期一日 3 餐食用如下食谱。

早餐:小米粥(小米 50 克),玉米面发糕(玉米面 50 克),拌圆白菜(圆白菜 50 克),加餐 1 个苹果(200 克)。

午餐:包子(面粉 100 克,鸡蛋 50 克,白菜 100 克,芹菜 100 克,黄瓜 50 克,淀粉 10 克),汤(西红柿 50 克),加餐冲藕粉 1 小碗(藕粉 30 克,白糖 10 克),蔬菜饼干 2 片(面粉 20 克)。

晚餐:大米粥 50 克(大米 50 克),馒头 1 个(面粉 50 克),拌豆腐 1 碟(豆腐 100 克),蒸蒜拌茄泥(茄子 100 克),加餐:甜牛奶 1 杯(鲜牛奶 250 克,白糖 5 克),蛋糕 50 克。

每日用油 8～10 克,盐 5～6 克。

最后说说饮食调养。有关专家强调指出,饮食调养是肠癌生活中不可忽视的重要方面,有利于康复非常重要。有疗效、助康复的饮食有下列 8 种。

①马齿苋、鸡蛋各 50 克,猕猴桃 50 克,制成食品常年食用。

②黄花菜 30 克,黑木耳 15 克,水煎取汁 300 毫升,冲服 6 克血余炭,对患者便血有疗效。

③黑木耳 30 克,红枣 30 枚,做成食品一日吃完,对贫血者有疗效。

④预防肠梗阻可吃小米粥、大米粥、玉米粥、蛋羹、豆腐脑、浓藕粉汤等易消化的半流质食品,减少对肠道刺激、食物较顺利通过肠腔。

⑤清热解毒取菱角 10 个,薏米仁 12 克,鲜紫藤条 12 克(切片),共加水煎服,每日 3 次。

⑥患者便血时取鲜荷蒂 5 个,粳米 50 克,冰糖少许加水煮粥,去渣温热服食,每日 3 次。

⑦癌痛时取青木香 100 克,切成极薄片并剁碎,新橘皮 100 克切碎,共研成细末,每日 3 次,每次 15 克,温开水送服。

⑧术后调养取新鲜豌豆 250 克剥壳取豆,另将 100 克白扁豆洗净放入砂锅,加足量水浸泡片刻,先大火煮沸改小火煨煮 1 小时,待白扁豆熟烂如酥,倒入豌豆,再用小火煨煮半小时,加湿淀粉勾兑成羹即服食。

22. 肝 炎

肝位于人体的腹部,呈镰状形,在右侧横膈膜之下,位于胆囊之前端,且于右肾的前方,胃的上方,是人体内脏最大的器官,成人平均重 1.5 千克。肝的功能为储存肝糖,分泌胆汁,帮助消化脂肪,贮存及转化营养物质,并有解毒作用,负担着新陈代谢的重要作用,可视为人体化工厂。

肝的炎症叫肝炎,这乃是肝细胞肿胀,持续性坏死,肝分泌的胆汁不能正常输送到肠内,肝功能检查转氨酶升高(正常值为 0~40 单位/升),表现为恶心、食欲减退、厌恶油腻,脘腹胀闷,全身不适,乏力,易疲劳,出虚汗,睡眠差,大便时溏时秘,肝区不适或疼痛、隐痛,肝功能异常,肝大等。

肝炎有急性(又称急性重型肝炎,表现为烦躁不安,尖声喊叫,精神紊乱,嗜睡、昏迷等)、慢性(病程常超过半年,反复出现肝区痛,食欲差,乏力、腹胀等)之分;依患者有无黄疸可分为黄疸型(眼白和皮肤出现黄疸、有瘙痒,尿呈茶红色,老人发生率较高,时间可达 1~2 个月,18%的老年患者将转变为肝硬化,极少数恶化为肝癌)和无黄疸型(病人始终不出现黄疸);按病毒种类可分为:①甲型病毒肝炎(简称甲肝),人体感染甲肝病毒后约 1 个月潜伏期无症状,之后出现高热、乏力、食欲减退、恶心、呕吐、皮肤发黄,有的病人腹胀、腹泻、尿呈褐色、大便色浅,检查肝有肿大或叩痛,这种病毒经消化道传染,如饮用甲肝病毒污染的水,与患者共用餐具、电话等。②乙型病毒肝炎(简称乙肝),表现为乏力、食欲减退、恶心、呕吐、厌油、腹泻及腹胀,有的还发热、黄疸,该病毒主要通过血液、唾液、汗液、精液、阴道分泌物传播。③丙型病毒肝炎(简称丙肝),症状与乙肝相似,虽较轻但易演变为慢性肝炎、肝硬化,甚至肝癌,该病毒通过输血、母婴、性接触、共用剃须刀、文身等传播。④丁型病毒肝炎(简称丁肝),急性丁肝症状较轻,与乙肝相似,肝组织损坏不严重;慢性进行性丁肝病情严重,可发展为肝硬化;暴发性丁肝对肝损害大,病死率高。该病毒的传播途径有唾液、开放性伤口、注射器、蚊虫叮咬、性交等。⑤戊型病毒肝炎(简称戊肝),患者经数周潜伏期后出现明显症状,表现为食欲减退、恶心、呕吐、乏力、肝大及肝功能异常,病初发热,数周后恢复正常。急性黄疸型患者尿黄、眼睛黄、血中胆红素升高,重型者发生昏迷,儿童发病率低,老人发生瘀胆型肝炎比例较高,孕妇一旦罹患戊肝病死率较高。医学表明,病毒由粪便污染水源,再由消化道进行传播,吃了被病毒污染的水或食物后就会感染。⑥己型病毒肝炎(简称己肝),病毒经粪-口途径和血液传播而致病,血液、母婴、饮食为重要的传播途径。⑦庚肝病毒肝炎(简称庚肝),病毒感染时同时伴有乙肝病毒或丙肝病毒感染,绝大多数通过输血,由血液或肠道而致病,病毒感染后可能成为隐性感染,也可能出现急性乙肝表现,或少数复发成慢性肝炎,庚肝症状较轻出现黄疸,但不如丙肝,部分患者出现低水平转氨酶升高,仅表现食欲差、恶心、右上腹不适、肝大、肝区压痛,一旦发生肝硬化,病情急转直下,迅速发展,与乙肝、丙肝一起协同发生肝癌。庚肝高危人群包括静脉注射,药物滥用,血液透析,血友病,急慢性乙肝、丙肝和非甲-戊型肝炎及急性重型肝炎患者。

医学调查表明,甲肝、急性乙肝、急性丙肝和非甲-丙急性肝炎重叠最为常见,男性罹患肝炎的病例多于女性,且发展成肝硬化及病死率均明显高于女性。这是因为男性易受创伤,社交活动较频;女性多一个具更强免疫力的 X 染色体。专家认为,肝炎的发病原因包括病毒感染、心理、饮食、药物等因素。

先说病毒感染。当甲、乙、丙、丁、戊、己、庚病毒侵入人体,进入肝细胞使其增殖,人体免疫系统发现后便会发起攻击,将病毒排出,但由于病毒隐藏在肝细胞中,攻击时必会同时对肝细胞造成破坏而引发炎症。

再说说心理。中医云:"忧伤脾,怒伤肝。"感情的强烈波动会使中枢神经系统的平衡遭到破坏,体内激素分泌失衡,导致血液循环障碍,影响肝的血液供应,尤其在生气时会分泌一种叫"儿茶酚胺"的物质,作用于中枢神经系统,使血糖升高,脂肪酸分解加强,血液和肝细胞内的毒素相应增加,为肝炎的发病起到推波助澜的作用。

第三说说饮食。饮用被污染的水,经常食用被残留农药污染的蔬菜瓜果,某些食品添加剂及防腐剂、熏烤食物、烂生姜、发红元宵、发芽土豆等变质食物,其慢性毒害能使肝功能受损而发生炎症;过量吃肉会降低机体免疫功能,使负责解毒的肝脏负担过重,容易引起肝炎等病;有人上街买菜,将糕点、包子、蔬菜、生肉、水产品一起放在同一个菜篮里,这种生熟混放会发生交叉感染,肝炎、菌痢等肠道传染病正是由此而来;食用未煮熟透的荤菜容易传染上肝炎等病;酒精是肝炎病毒的帮凶,急、慢性肝炎都是大量饮酒后渐渐走向不归路。

最后说说药物。医学认为,肝脏是药物浓集、转化、代谢的重要器官,据报道,50岁以上的急性肝炎病人中,43%系由泰胃美、芬必得、美迪康、丁香等药物引起;过量应用氯霉素、四环素、金霉素、新生霉素、氯丙嗪、扑热息痛、安乃近等药可损害肝细胞,导致中毒性肝炎;滥用阿司匹林、青霉素、利福平等药,会给肝损害埋下隐患;服用中药柴胡、蓖麻子后也会出现原因不明的肝炎症状。专家认为,许多肝炎病人经有效治疗而痊愈,但其中有不少肝炎病愈者又因为不注意劳逸结合而劳累过度,外出旅游生活环境变化,过多饮酒及狂吃高热量、高脂肪营养品,滥用多种所谓"保肝药"等,机体很难适应,使肝炎病重蹈覆辙。

养生专家说得好,"健康的主人是自己。"医学倡导人们珍惜生命,重在养生,防患于未然,肝炎的预防要努力做到以下几方面。

一是养肝护肝。做到心情舒畅,切忌愤然恼怒;坚持适中的运动锻炼,用勾指法护肝简单易行,操作时左右手指相勾于胸前,并用力向两侧拉,同时用鼻做深呼吸,放松时从口渐渐呼气,每日清晨和晚上各拉5分钟;多吃防病保健的韭菜、芹菜、莴笋、蘑菇、茄子、菠菜、荞麦等;切记戒烟少酒。

二是养成良好的生活习惯。每天早晨空腹饮用温开水可稀释血液,促进新陈代谢,增强肝的排毒能力;注意个人和环境卫生,饭前便后洗手,不喝生水,不共用茶杯、牙具、餐具、刮胡刀、指甲剪,不到卫生条件差的摊点就餐,荤菜要煮熟烧透。保护好水源,粪便管理切实做好做到位。

三是饮食上要有的放矢。经常食用茵陈嫩苗大有裨益,或用茵陈500克,加水煎煮3次,过滤,3次滤液合并煎成500毫升,每日2次,每服16毫升,连服3天,有意想不到的预防效果;另外,在膳食上吃点醋,可抑制病毒的生长繁殖,预防传染性肝炎有良效。

四是做到早隔离早治疗。家中如有人得了肝炎病应早隔离早治疗,病人的食具、便盆要分开,大小便及呕吐物要用漂白粉或生石灰消毒处理(大小便与漂白粉的比例为5:1),与病人密切接触者要打预防针。如果是甲肝,15岁以下小儿可注射"丙种球蛋白",肌内注射1支(3毫升),有效期1个月;乙肝病毒携带者要防止自身血液、唾液、用具等传染他人,乙肝易感者可注射"乙型肝炎高效价免疫球蛋白",同时接种"乙肝疫苗"。

五是防复发。肝炎病治愈康复后防止死灰复燃,要做好以下六点。①多饮白开水或淡茶水,可增强血液循环,有利于新陈代谢和排泄废物,因而可减少代谢产物和毒素对肝的损害,同时有利于胆汁的分泌,注意不喝饮料,因为非天然的物质可能对肝功能产生不利影响。②心理情绪上做到心平气和、无忧无虑、知足常乐、乐观开朗,对于非原则问题做到大事化小,小事化了,从而使肝气正常顺调;学会制怒,做到多笑,专家认为"多笑是强肝运动",人在笑时面部表情肌运动,胸肌和腹肌也参与共振,对肝等消化器官起到锻炼与"按摩"作用,可促进肝胆蠕动,增加胆汁分泌,有助于增强肝功能。③饮食上严禁暴饮暴食,保持规律性,做到宁可饿2成,不可饿2顿!早吃皇帝饭,午吃大臣饭,晚吃叫花子(乞丐)饭,多吃蔬菜水果,荤菜与素菜比例宜3∶7,粗细搭配,均衡营养,滴酒不沾至关重要!④坚持散步、健身操、太极拳等有氧运动,可促进吐故纳新,养肝护肝。⑤取贯众15克,甘草10克,水煎15分钟,加适量白糖,每天1剂服用,连服5～10天,防病毒性肝炎效佳;亦可按医嘱服用中草药。⑥经常复查肝功能,开始每个月,半年后每3个月复查一次,注意患者精神、食欲、黄疸情况,如发现烦躁不安,时而嗜睡,很可能进入肝昏迷前期,应及早送医院诊治。

罹患肝炎的人总想快一些好转痊愈,但实际上有一个过程。应该如何调养呢?养生专家提出五点意见。

一是护理。病人需要休息,跟家人隔离,多补充维生素,多吃葡萄糖,以及高淀粉的食物;恢复期要加强营养,多吃高蛋白食物,经过几周到几个月的疗养可自然痊愈;痊愈后切勿乱吃乱喝,注意劳逸结合,避免劳累;用药不宜太多太杂,只服用医生所开的必需药物,不要自己胡乱服药,女性不可服避孕药;无论你患有哪型肝炎,接受何种治疗,都应该连续就诊,直到血液检查证明病毒已被完全清除。

二是心理。保持愉快平静的心理很重要,有助于减少或消除肝炎症状的发展,也可有利防止肝炎的复发。

三是睡眠。病情波动应静养,要卧床休息,休养期间宜向右侧卧,若平卧,肝的位置高于腹腔动脉,若左侧卧,肝位于腹腔动脉上方,均不利于动脉血液给肝输送营养,而右侧卧则可使肝位于腹腔动脉下方,对动脉为肝输送营养十分有利,加速肝炎的治疗和康复。

四是饮茶及膳食。饮用下列几款茶可促进早日康复。①干姜、附子(制)各6克,茵陈12克,水煎代茶饮;②鲜马齿苋100克,水煎加少许蜂蜜调匀饮服,每日2次;③白茅根500克

(干品 100 克)稍煎煮 2 次分服,每日 1 剂,急性肝炎显效;④美人蕉 120～240 克,水煎,早晚分服;⑤红茶 10 克,葡萄糖 50克,白砂糖 150 克,用 500 毫升沸水冲泡后凉至温热时上午饮完,7 日为 1 个疗程,连用 2 个疗程,对黄疸型肝炎效佳。

养生专家说:"膳食调养很重要。"合理补充蛋白质,可增强免疫力,使受损的肝细胞得到修复,日常多吃豆制品和豆角、玉米、花生、芝麻、干果、谷类、瓜果、瘦肉、鱼、蛋等,一般每日供应95～130 克;如有腹水,每日每千克体重供应蛋白质 2～3 克;如有血氨升高,则应限制蛋白质的摄入量。进食时常吃富含维生素 A 的韭菜、卷心菜、菠菜、牛奶、动物肝脏;富含维生素 C的新鲜蔬菜、豆芽、大枣等;富含 B 族维生素的豆类、花生、新鲜蔬菜、酵母、肉类等;适当增加芹菜、韭菜等高纤维食物,以保持大便通畅;适时适当饮用绿茶对急性传染性肝炎病人受益匪浅,专家认为"肝炎黄疸期病人多喝水有利于退黄疸";恢复期肝炎病人每天喝 2 瓶酸奶非常有益。应绝对禁酒,因为乙醇可引起肝细胞损伤,加重肝炎或使肝炎复发,甚至导致肝硬化;还要避免摄入动物脂肪、全脂奶、姜、葱、辣椒等刺激性食物,以及油炸食物。

下面推荐三款饮食调养的方剂。①金针菜、芦笋各 30 克,洗净以水煮熟,加少许盐和味精拌食,有利于炎症消退。②慢性肝炎病人取蒲公英 60 克,金银花 30 克,煎汤去渣取汁,加入洗净粳米 50～100 克煮粥,温热服食,每日 2 次。③甲肝病人取泥鳅几条,不可洗去滑黏,烘干或焙干研成粉末,每日 3 次,每次饭后 15 克用温水送服,连服半月可愈。

五是生活规律。生活有规律,起居有常,注意休息,避免劳累,不要轻易打破良好的生活秩序;恢复期逐渐增加活动,以不感到疲乏、恶心、腰痛为度,不宜旅游,一年内不宜剧烈活动,通过饮食和适宜运动自我控制体重;勿纵欲至关重要,慢性肝炎病情不稳定时要禁房事,处于病毒携带状态或病情稳定时期的患者,应控制性生活,一般来说,青年人每周一次,中年人两周一次,中年后期每月一次,如果房事后出现疲乏应及时停止性生活。

23. 脂 肪 肝

　　正常肝的脂肪含量约占肝质量的 5%,因多种原因肝细胞内脂肪含量超过肝质量的 5%～50%,也就是说,脂肪日积月累在肝内堆积就形成脂肪肝。其中脂肪含量达到肝质量的 5%～10% 为轻度脂肪肝,达 10%～25% 为中度脂肪肝,超过 25%～50% 为重度脂肪肝。

　　患了脂肪肝的人,约 1/3 没有任何症状,轻度脂肪肝患者与正常人一样,往往在体检时因无触痛性肝大而被发现,稍重一些的病人可出现食欲缺乏、恶心呕吐、乏力、食后腹胀,上腹或右上腹疼痛,尤以食后及运动后明显,少数有轻度黄疸。医学认为,脂肪肝是一种可逆性疾病,早期诊断及有效治疗可痊愈,若延误诊治,日久可变为肝硬化。

　　哪些人易患脂肪肝呢? 据调查,高龄(中老年人器官的新陈代谢功能逐渐衰减,运动量也逐渐减少,体内脂肪转化为能量便随之减少,易发生脂肪堆积)、肥胖(血中游离脂肪酸大大增加,大量的脂肪酸被不断地运往到肝;肥胖者存在高胰岛素血症,促使肝对脂肪酸的合成,结果使大量的脂肪酸储积在肝,并转化成中性脂肪沉积)、嗜酒(酒精对肝细胞有毒性,使肝细胞对脂肪酸的分解和代谢发生障碍)、喜荤(荤菜中的高脂肪吃得太多会增加肝的负担)的人容易罹患脂肪肝。医学认为,引起脂肪肝的病因主要有以下几点。

(1)高龄:随着年岁增长,运动量减少,体内脂肪转化成的能量减少,形成脂肪堆积;随着年岁的增长,肝的去脂能力逐渐减弱,导致肝内脂肪堆积;随年岁增长内分泌疾病随之增多,脂肪肝也相应增加;随年岁增长肝代谢功能下降,使经肝代谢的药物动力学发生改变,肝合成磷脂能力下降而致病。

(2)嗜酒:酒精使线粒体内三羧酸循环受到抑制,脂肪氧化作用减弱,肝内脂肪酸合成增多,超过肝的处理能力而中毒致病。调查表明,日均饮酒 200 毫升,每周五天以上,酗酒史达五年以上可发病;亦有数据表明男性日饮 50°白酒 100 毫升、持续五年以上,嗜酒女性日饮 50°白酒 200 毫升,持续五年以上,或日饮白酒 500 毫升,连续半个月均会引发脂肪肝;夏天如不控制狂饮啤酒也会直接损害肝组织而引发脂肪肝。

(3)肥胖:肥胖者血中游离脂肪酸大大增加,大量脂肪酸不断运往到肝;再者,肥胖者存在高胰岛素血症,促使肝对脂肪酸的合成,使大量脂肪酸囤积在肝,并转化性中性脂肪沉积而致病。调查发现,约有 50% 的肥胖患者合并有脂肪肝,其中重度肥胖者的发病率高达 61%～94%,"小胖墩"发病率高达 80%。使人难以置信的是,长期节食减肥,过度饥饿也会造成脂肪肝,这是由于长期处于饥饿状态时,机体无法获得必需的葡萄糖这一能量物质及各种脂肪燃烧时所需的氧化酶类,为了弥补体内的不足,机体就会将其他部位贮存的脂肪、蛋白质动用起来转化为葡萄糖,这些脂肪、蛋白质都将通过肝这一"中转站"转化为热量,于是大量脂肪酸进入肝,加之机体又缺少脂肪代谢时必要的酶类和维生素,导致脂肪在肝滞留而发病。

(4)饮食:经常大吃大喝的人,过多摄入脂肪、蛋白质和糖类(碳水化合物),体内营养物质过剩,剩余的营养物质无法及时代谢而转化为脂肪,贮存在肝内而致病;摄入蛋白质并非多多益善(体重 70 千克男子日摄入 56 克,体重 55 千克女性日摄入 44 克为宜),如果过多摄入会转化为脂肪,贮存起来加重肝负担而致病;日久荤菜吃得过多而成酸性体质,脂肪肝会尾随而来;偏食者出现营养不良,形成转脂蛋白匮乏,使三酰甘油在肝内蓄积而致病;过度节食使人体的"催化剂"酶过低,引起体内脂质代谢紊乱也会致病。

(5)生活方式:日常生活中少活动不活动,甚至不愿走路的人,体内过剩养分转化为脂肪堆积于肝患脂肪肝风险大,吃很多荤菜后立即喝茶易便秘,增加毒物对肝的毒害而致病,众所周知常酗酒是损害肝的一大杀手。

(6)疾病:糖尿病患者因胰岛素分泌不足,肝细胞对糖的利用减少,合成的脂肪不能及时外运而大量在肝内堆积,据统计,约 4.5%的 1 型糖尿病病人,45%的老年 2 型糖尿病病人合并为脂肪肝;肝细胞被破坏的病毒性肝炎病人,慢性肝炎病人,肝利用脂肪能力很低,多余养分转化为脂肪积存于肝。据统计,14.6%的病毒性肝炎患者,21%的慢性肝炎病人可合并脂肪肝,即使肝炎恢复期,由于肝功能受损,脂蛋白合成减少,游离脂肪酸增加而致病;结核病、肺炎、伤寒、慢性支气管炎、慢性胰腺炎、慢性胆囊炎,以及败血症等感染性疾病,破坏了肝细胞的完整性,使肝内脂肪代谢异常或肝细胞缺氧而致病;各种高脂血症、重度贫血、甲状腺功能亢进等亦都容易发生脂肪肝;另外,妊娠虽不是病,但为女性的非常时期,据妇科调查发现,在第一胎妊娠 34~40 周时多发生脂肪肝。

(7)药物:药物的不良反应、代谢产物等,使机体对脂肪组织动员,肝摄取脂肪过多或利用障碍,致使肝功能损害而引发药物性脂肪肝,如长期使用糖皮质激素、四环素、雌激素、阿司匹林、甲氨蝶呤、某些抗肿瘤、降血脂药等,一般在用药 2 周内发病占 50%～70%,8 周后发病可达 80%～90%,停药后会减轻或缓解;中药五倍子、石榴皮对肝有毒害,长期使用可发病。

养生专家告诫人们,定期进行 B 超检查是早发现脂肪肝的最佳措施,但如果要确诊,要进行肝活检,检查时可有血浆球蛋白的变化。

脂肪肝不及时治疗而延误下去可恶化为肝纤维化、肝硬化,严重危害人体健康。从养生学认为,脂肪肝重在预防,掌握防治脂肪肝的"金药良方"方能远离脂肪肝的威胁,为此要做到以下几点。

第一,科学膳食。做到少荤多素,注意摄食高纤维、低脂食物,控制总热量,减少肝内的脂肪堆积,常吃能防治脂肪肝的海带(含丰富的牛磺酸、食物纤维褐藻酸,可抑制胆固醇的吸收,促进其排泄)、大蒜(所含物质可减少血中胆固醇,阻止血栓形成,有利于增加高密度脂蛋白含量)、大豆(富含卵磷脂,可防治动脉硬化,化解胆结石)、草菇(含赖氨酸很高,多量的粗纤维,能加强肝的活力,减少体内胆固醇,护肝佳品)、洋葱(含烯丙二硫化物和硫氨基酸,可降血脂防止动脉硬化,有效防止血管内血栓的形成)、卷心菜、青豆、花生、柚子、葡萄干、动物肝等富含 B 族维生素的食物(可调节体内脂肪及胆固醇的新陈代谢,促进脂肪代谢,防止脂肪在肝内积聚)、红薯(含较多的纤维素,能吸收胃肠中较多的水分,润滑消化道内过多的脂肪并排出体外)、玉米(含丰富的钙、硒、卵磷脂、维生素 E 等,可降低血清胆固醇)、燕麦(含丰富的正油酸和皂苷素,可降低血清胆固醇、三酰甘油)、牛奶(最好是脱脂牛奶,含较多的钙质,能抑制体内胆固醇合成酶的活性,从而减少人体对胆固醇的吸收)、苹果(含丰富的钾,保持血压正常,有利于防止脂肪肝的形成)。说到饮食预防脂肪肝,诸位还要关注以下 6 个问题:①烹调——尽量少用油,每人每日少于 25 克,为保证低脂饮食,烹调方式应以蒸、煮、炖、烩、汆、凉拌为主。②少聚餐——多在家吃少下饭馆,即使三朋好友聚餐要多吃绿叶蔬菜、豆制品、河鱼、瘦肉,少食肥肉、内脏、鱼子,可在饭前1小时吃点甜度不高的苹果、梨。③应酬宜安排在中餐——"大吃大喝"之后,体内多余的脂肪能有时间通过走路等运动及时代谢出去,如果选在晚餐,脂肪会堆积在体内,预防会适得其反。④尽量不吃夜宵——睡前进食高热量、高脂肪、高蛋白食物,又缺少运动,很容易引发脂肪肝。⑤少酒——乙醇的毒害是致病的重要因素,中餐晚餐饮酒量应少于100毫升,戒酒困难者可服用双硫醒(戒酒硫)。⑥多吃粗纤维食物,严格控制碳水化合物,每天主食不超过250克,少吃不吃甜食。

第二,建立起科学的生活方式。做到保持良好的情绪,注意劳逸结合,不打破人体生物钟,不熬夜,起居生活及饮食有规律,膳食要有度且平衡,坚持适宜运动不要少。

第三,坚持适合自己的运动。每天1小时左右,强度以运动后微出汗、心率稍快为佳。研究表明,坚持运动可开心,控制体重不肥胖,增强机体免疫功能,消减腹部脂肪,不见隆起的"小肚腩",做到上下班坚持步行少乘车,晚饭后半小时到户外散步或快走或慢跑,十六字运动法则实在好,"能坐不躺,能站不坐,能走不站,能快不慢"。

第四,防病用药。专家讲"铲草要除根,防病抓源头",引发脂肪肝的源头是血脂。因此,预防脂肪肝的关键在于降血脂,为使成人每100毫升血液中含胆固醇140～250毫克,三酰甘油30～150毫克,要做到:一是重饮食。少油少盐不厚味宜清淡,多吃黄瓜(减少胆固醇吸收)、茄子(降低胆固醇)、洋葱(降血脂)、韭菜(降血脂)、冬瓜(降血脂)、木耳(降血脂)、大蒜(降低胆固醇又降脂)、香菇(去脂)、生姜(降血脂)、海带(降低胆固醇吸吸)、紫菜(清除血液中的胆固醇)、鱼(含饱和脂肪极低)、

苹果(防脂肪聚积)、葡萄(降低胆固醇)、山楂(促进胆固醇排泄
而降血脂);常吃富含食物纤维的玉米、燕麦、荞麦、大豆等五谷
杂粮可减少血液中胆固醇,有效降低血脂;饮服开水冲泡 10 克
决明子的决明子茶,或沸水冲泡 15 克枸杞、10 克菊花而成的
枸杞菊花茶,预防高脂血症简便效佳。二是常运动。每天坚持
30～60 分钟的中等强度的运动,可以提高免疫力,消耗能量,
开始阶段的能量消耗主要来自血糖分解,运动后期便是体脂肪
的"燃烧",因而可以有效控制血脂的升高。三是用好药。在医
师指导下服用降低总胆固醇的辛伐他汀(舒降之)、普伐他汀
(普拉固)、洛伐他汀(美降之);降低三酰甘油的吉非贝齐、非诺
贝特、苯扎贝特。

　　得了脂肪肝既要注意治,更要强调养。平时所说的疾病在
于"三分治七分养",对脂肪肝的患者尤其得当。调养的措施并
不繁杂,"一是入口,二是动身。"

　　脂肪肝的调养首先要控制饮食,少进食,少盐少油不吃糖,
主食每天在 300 克为宜,吃些粗纤维食物有好处,既利通便又
减少脂肪吸收;低脂低胆固醇食物要记牢,以植物油为主,不吃
鱼子、动物内脏等高胆固醇食物,每天 1 个鸡蛋,进食蛋白质,
去脂食物是高招,豆制品、瘦肉、鱼虾等蛋白质食物可使发生损
伤的肝细胞恢复和再生。去脂食品小米、芝麻、绿色蔬菜、甜
菜、海味等可促进磷脂合成,协助肝的脂肪分解。民间用黄豆
50 克,花生 10 克,共泡软,用豆浆机打出浆汁,每天 1 次早晨热
饮,连用多日血脂正常。亦可用枸杞子、茶叶一同泡茶常饮,脂
肪肝会逐渐消退。要注意不喝酒,不吃洋葱,避免姜、辣椒、咖
喱、芥末等辛辣刺激性对肝有害的食物及调料;忌油炸、高嘌呤
食物。

　　医学专家认为,多活动能控制体重,减少人体脂肪堆
积,预防脂肪肝十分有利;日常中少车多步,每天步行上下

班,双休日不开车逛街,尽量走着去,节假日乘公交车到郊外去爬山或徒步观景嬉戏,出点微汗可降脂,进行游泳锻炼更可消减多余脂肪,跑步锻炼可加速全身血液循环,促进人体新陈代谢,消耗体内脂肪,减少脂肪堆积,对预防脂肪肝有积极作用。

24. 肝 硬 化

肝硬化是肝弥漫性损害的慢性病,由于一种或多种致病因素长期或反复作用于肝,造成肝组织慢性、进行性、弥漫性损害,从而引起肝细胞广泛性坏死、再生、肝中纤维结构发生了改变,肝内结构发生紊乱,使肝变性、质地变硬,就叫作肝硬化。也可以说慢性肝炎患者不治疗,在慢性化过程中,肝纤维结缔组织异常增生,发生肝纤维化,进而发展成肝硬化。简单地说,肝细胞持续不断的炎症和坏死,最终导致肝硬化。

肝发生轻微病变的时候,不容易发生不适应症状,只有肝损害超过70%的时候才会出现显著症状,因此肝硬化的进展往往是"静悄悄"的,很难早期发现,但肝硬化进展仍会露出一些"蛛丝马迹"。防治肝硬化的关键在于早发现、早诊断、早治疗。肝硬化早期会出现脸消瘦,面黝黑,眼眶周围皮肤较晦暗,眼白发黄;反复鼻出血、牙龈出血;口唇、口腔内颊部表现灰暗;面、颈、胸、肩、前臂、手背等处出现鲜红色的蜘蛛痣;男性乳房增大、胀痛、睾丸萎缩,女性月经紊乱、乳房缩小,阴毛稀少。

肝硬化的临床表现:一是皮肤的变化,约20%患者面色灰暗发黑,面部、颈部出现红色痣,手掌的大、小鱼际(手掌两侧边缘)及手指末端的指肚呈斑状发红;二是肝的情况,早期较大,晚期较小且质地较硬,多伴有不同程度的脾大;三是肝功能减退,表现为乏力、食欲减退、消瘦、血糖升高,有时发生低血糖,常出现血小板减少性紫癜,鼻子流血、牙痛、黄疸等,2%～6%的肝硬化患者可发展为肝癌;四是门脉高压,出现脾大并常有贫血、白细胞和血小板减少等脾功能亢进,以及呕血、黑粪、休克等,亦有腹水和胸水等。医学表明肝硬化的并发症有上消化道出血、肝肾综合征、腹膜炎、肝性脑病等。

临床上,肝硬化患者要进行血常规、尿常规、肝功能、腹水、B型超声、免疫学等检查。

肝硬化以20—50岁男性多见,O型血的人易罹患,发病原因与疾病、药物和毒物、饮食、寄生虫感染有关。临床显示,病毒性肝炎中的乙肝、丙肝较多见,甲肝较少见,急性肝炎有20%可演变成慢性肝炎,其中一部分患者可变为肝硬化。脂肪肝持续不愈,尤其是酒精性脂肪肝更易转化为肝硬化。医学认为,肝内小胆管发生炎症和被破坏,胆汁排泄发生障碍,大量胆汁瘀积在肝内,再反流入血,使血液中胆红素升高出现黄疸,症状加剧走向肝硬化。肠道感染及炎症也会引发肝硬化。

研究显示,长期服用异烟肼、甲基多巴等药物,以及长期反复接触四氯化碳、磷、砷、氯仿等化学毒物可引发肝硬化。饮食是导致肝硬化的重要方面,吃肉过多,肝负担过重,疲劳过度,失去解毒功能而引起肝炎,肝炎患者吃涮羊肉会加重病情导致肝硬化。鸡汤会使血中胆固醇进一步升高而致病。过多食用豆制品,抑制人体对铁的吸收,使胆固醇和三酰甘油沉积在动脉壁上而致病。人体过量补铁,过多食富含铁的木耳、豆类、芦笋、菠菜、瘦肉、海藻、大枣、燕麦等食物可出现慢性中毒,表现为皮肤色素沉着、肝硬化等。适量补铜有益,但食用太多的肝、鱼、虾、蘑菇、豆类、花生等富含铜的食物欠佳,一次摄食10毫克时会引起肝硬化。肝炎病人多吃糖会加重病情而转成肝硬化。肝炎病人吃葵花籽,因富含维生素E,会损伤肝而引起肝硬化。

烹饪用油应该是荤素油比例为1:3,日常膳食点滴荤油不沾、长期偏食植物油,后果是人体有过多的不饱和脂肪酸,导致过氧化物增加,过氧化物在血管、肝、脑细胞上形成时会引起动脉硬化、肝硬化、脑血栓等症状。长期酗酒者,乙醇中的代谢产物——乙醛对肝细胞有直接损害,造成肝细胞广泛性坏死,肝细胞结缔组织增生,使肝变性、变硬而发生肝硬化。调查发现,慢性嗜酒者,有20%～30%的人最终可发展成肝硬化。至于肝炎病人饮酒是对肝的"落井下石"。时下不少人家养宠物取乐。专家告诫,在血吸虫流行区域,狗、猫等宠物可进行血吸虫传染,侵犯肝,导致肝硬化等疾病。

两千年前的古典医籍《黄帝内经》关于"治未病"之说有三条:一是未病先防;二是已病防变;三是病愈防复发。医学认为,预防肝硬化应从防治有关疾病、规律生活、健康饮食、有益运动、饲养宠物讲科学等方面做起。

(1)降低肝硬化发病率,预防乙肝最关键。临床研究发现,在肝硬化患者中有九成患者属于乙肝肝硬化,务必要积极防止乙肝,按规定接种乙肝疫苗至关重要;要早期发现并隔离,积极治疗马虎不得。专家提醒,为防止病毒性肝炎发展为肝硬化,慢性乙肝、慢性丙肝患者应定期到医院复查,无论肝功能是否正常,应定期做B超动态观察,做系列血清化验,以便了解病情变化过程,随时调整治疗方案;日常要注意休息,肝炎活动期应卧床,病情稳定后可循序渐进地增加活动量;戒烟戒酒做好劳逸结合;多吃蔬菜,饮食宜用高蛋白、高纤维素、高维生素、易消化食物,适当摄食碳水化合物和脂肪;必须用药者,应在医师指导下服用,避免使用对肝有损害的药物,防止肝细胞坏死,促进肝细胞修复,改善肝功能,是防止肝炎发展为肝硬化的关键。积极防治胆石症、胆管炎等引起肝内胆汁郁积引起的血循环障碍,也是远离肝硬化的重要措施。应防范血吸虫病,对于血吸虫病患者,应使用吡喹酮等清除体内的血吸虫,减少血吸虫性肝硬化的发生。

(2)规律生活。要做到起居有常,生活秩序良好,按时作息,维持好人体生物钟的正常运转,莫因节假日或外出或来客搅乱生物钟的运行,做到"四不熬",即起居不熬夜、饮食不饥不撑不熬顿,玩乐不熬神,运动适度不熬劲。

(3)健康饮食。做到合理营养,不偏食,注意多吃护肝食物,常吃西红柿、土豆、四季豆、大豆及其制品、黑木耳、花菜、茄子、胡萝卜、草莓、柑橘、猕猴桃、花生、黑芝麻、玉米等蔬菜水果,因蔬菜水果中含丰富的多种维生素,大量的纤维素、木质素、无机盐等,多种营养素交互作用可降低血中胆固醇,使胆固醇水平向"好"胆固醇转换,保护血管内皮间质完整性,使脂肪排出体外,使肝细胞活化;再者,多吃蔬菜水果可保持体质呈弱碱性,预防肝硬化则是"水到渠成"。水能调节人体体液平衡,多次少饮水,每日饮水量约 1500 毫升(约 8 杯)。绿茶可提高人体免疫力,可清热解毒,医学表明淡绿茶是预防肝硬化的好饮品。白酒不多饮,每日饮 1 小杯(50～100 毫升)红葡萄酒有助于活血化瘀,预防肝硬化。

(4)有益运动。每日坚持适中的运动锻炼可促进新陈代谢,加快血液循环,进行"血管操"是个不错的选择,著名经济学家,我国新人口理论的先驱马寅初能活到 101 岁的高龄,很可能得益于他经常进行"血管操"。其方法是,每晚睡前用热水(40～44℃)和冷水(12～16℃)交替淋浴或交替盆浴,交替 5～10 次,每次 2～3 分钟,最后以热水浴结束全部过程,实践表明可增进血管弹力,延缓血管硬化,预防肝硬化显效。

(5)饲养宠物讲科学。宠物主人要定期到有保障有信誉的动物医院给宠物注射传染性肝炎、钩端螺旋体病疫苗,给宠物免疫。

得了肝硬化既要及时治,别让它发展,也要注重护理、调理、饮食方面的调养,以使病情得到控制,早日康复。

对于肝硬化患者的护理,一是注意休息,严重者必须绝对卧床;二是食物要多样化,供给含氨基酸的优质蛋白、多维生素、低脂肪、少渣饮食,营养充足,高糖是基础,防止粗糙多纤维食物损伤食管静脉,引起大出血;三是肝功能极差者应限食蛋白质,以免发生肝昏迷;四是出现腹水者应低盐和无盐饮食;五是注意出血、紫癜、发热、精神状态的改变,并及时和医生取得联系;六是每日测量腹围和测定尿量;七是有顽固性腹水或高热持续不退者、消化道大出血,应立即送医院。

病人的调理,一是静养,病人肝功能代偿不全,超负荷活动会增加肝细胞负担、加重病情的发展,因此患者应卧床休息,这样才能保护肝,以促使患者早日康复。晚睡时用左、右手交换各按摩上腹部及肝区 100～200 次,肝硬化症状会逐步恢复。二是禁酒,乙醇可使肝细胞坏死和纤维化,饮酒势必更加重肝的负担,是对肝的"落井下石"。三是情绪,不良的情绪可引起分泌肾上腺素,刺激肝细胞,使肝细胞愈加受损;另外,不好情绪还可导致肝气郁结,水道不输而致腹水,患者一定要保持良好心态,配合医生治疗,否则虽有灵丹妙药也是枉然。

肝硬化病人的饮食:①限水、限盐、限糖、限脂肪。无腹水的病人可不必限水,但对出现腹水和水肿的病人每日饮水量不超过 1000 毫升。为防止出现水肿,应给予低盐,每日摄盐量 2～3 克。吃糖多会刺激肠黏膜,影响消化功能,加重肝的负担,不利于疾病的恢复。脂肪多会加重病情,每天限制在 40～50 克,以植物油为好。②忌食洋葱、韭菜、葱、蒜、胡椒、辣椒等刺激性食物;忌食肉汤、鸡汤、鱼汤、动物内脏等高嘌呤食物;忌食花生米、带碎骨的鱼等粗硬食物;忌食炸牛排、油条、炸羊肉等炸、煎、烤食物。③适当摄入瓜、果、蔬、豆、谷等含纤维素多的食物,以利通便,也利于氨的排出,防止肝性脑病。④充分给予瘦肉、鱼、乳、大豆等优质蛋白,每天饮食中含蛋白质80~100克,以减轻肝的负担,保护肝组织细胞,防止腹水形成。⑤给予高热量食物,病人每日摄入淀粉类食物约400克,但不要过多,以防胀气。⑥多食用白菜、生菜、西蓝花等绿色蔬菜,以供丰富而全面的维生素。⑦推荐三款调养显效的方剂:其一,鲜半边莲100克,马蹄50克,水煎服,每日1剂;其二,田螺500克,清水去除螺肉内污物,将硬壳后部剪掉,然后与50克鸡骨草加水煎煮,吃肉喝汤,每天1剂,3~5天效佳;其三,百合60克,洗净切碎,同100克大米放锅内加水煮粥,可作早、晚餐服用。

25. 肝 腹 水

正常人腹腔中聚积的液体约有200毫升,当发生肝病,主要是肝硬化,尤其是酒精性肝硬化患者进入中晚期,腹腔内聚积的液体增多,形成肝腹水。

肝硬化患者早期出现腹水仅有轻微腹胀、腰围加大、体重增加、下肢水肿、行走障碍、食欲减退、恶心等,随着病情发展,当腹水达到1500毫升时,出现较重的腹胀,腹部膨隆如鼓,腹壁绷紧发亮,状如蛙腹、臀部、阴囊、下肢水肿,行走不便,呼吸困难,甚至引发腹腔炎、肾衰竭、消化道出血,可危及生命。

　　肝硬化发展到一定程度时，体内白蛋白过低，周围血管扩张，有效血容量相对不足，加之内分泌失调，交感神经障碍，导致水钠潴留，形成腹水。

　　从病理学角度看，肝腹水是长期（慢性）形成的，是由于肝实质的生理结构破坏，下腔静脉和肝的血液回流受阻，导致肝门静脉压力增高，腹腔内脏血管床静水压增高，组织液回吸减少而漏入腹腔而形成腹水；再者，由于肝功能受损，影响蛋白质的合成与摄取，导致营养不足，血浆胶体渗透压降低，致使血管保留水分的能力降低而外渗致病。

　　具体说来，发病原因有疾病、高龄、心理等方面的因素。先说说疾病，慢性肝炎治疗不及时导致肝纤维化，进而演变成肝腹水；脂肪肝不及时治疗日久也可演变为肝硬化而致病；中、晚期肝硬化不及时治疗，血浆大量漏入腹腔发生肝腹水；肝癌病人极易发生门静脉梗阻，引起门静脉系毛细管内压力和渗透性增高而产生腹水，肝癌病人容易造成蛋白质供不应求，血浆蛋白可不断地漏入腹腔而致病。继之说高龄，高龄老人各个器官储备功能不断降低，多器官发病的危险性增大，慢性基础性疾病日渐增多又加重，尤其在不利因素的侵袭下，诱发肝腹水等严重疾患的风险性大增。最后说心理，西医认为，"感情的强烈波动会使中枢神经的平衡受到破坏，引起脏腑的功能活力衰退而百病丛生"；中医认为，"气郁血滞，经络不通，积郁成疾，百病丛生"。经常发脾气，血液中的红细胞数量猛烈剧增，大量的血液涌到肝，由于回流慢而淤积在肝内，使其充血、肿大，产生毒素，久而久之罹患肝病，一旦转化即可引发肝腹水。

　　针对肝腹水的发生与发展，需要从以下几方面进行防范。

　　第一，预防病毒性肝炎。切断从口侵入病毒途径是关键，重点抓好水源保护、饮食消毒、食品卫生、粪便管理、不喝生水、不吃不洁食物、进餐用公筷、养成饭前便后洗手习惯；对急性起病的甲肝、戊肝接触的易感人群应注射血丙种球蛋白；对乙肝、丙肝、丁肝的预防重点放在通过血液和体液传播的预防措施，不使用不安全的血液和血制品，不与他人共用剃须刀、牙刷等；对于幼儿和密切接触乙肝患者的人应接种乙肝疫苗；阻断母婴传播可联合接种乙肝疫苗和乙肝免疫球蛋白；洁身自好可预防性交可能感染的肝炎病毒；定期进行体检，通过血液检查可及时发现病毒感染；专家说，早发现并隔离病毒性肝炎病人，积极治疗肝硬化很重要。医生提醒，不能忽视传染性肝炎、慢性肝炎、慢性腹泻、血吸虫病的及时有效治疗。

第二，合理膳食。少饮酒，营养合理不偏食，可用下列药膳预防肝腹水：取1条约500克重的活鲤鱼，去鳞去内脏洗净后与500克红豆同时下锅，加水2500克煮沸，待红豆熟烂后起锅，分几次服完，每天或隔天服食1剂，可连续服用。

第三，早发现并积极治疗肝癌。经检查诊断为肝癌的患者，应在专家指导下科学合理措施及用药，进行有效治疗。

第四，避免使用对肝有损害的药物。听从医生安排，不可乱用药，别忘了用药前应咨询药剂师。

第五，增强机体抗病能力。坚持适中的运动不可少，做到每天1小时的散步、太极拳、保健操。下面推荐强肝的"甩手功"。中医认为，通过甩手摇身鼓气等有节律的运动，可促进气在体内运动，以通经脉、活气血、强肝等脏器，身强体健，祛病延年。该运动意想天地的灵气随着重心在脚底的移动，而在脚趾—涌泉—脚跟间反复回荡。其预备式：头正身直，两脚分开同肩宽，脚趾扒地，两手自然下垂两腿侧，两眼平视前方，舌尖轻顶上腭，身松意静，呼吸自然。具体操练时，两手同时向前向后甩动，身体随甩手而自然前后摇摆，在摇甩时要做到上虚下实、前虚后实；或上三下七、前三后七，即上身用三分力，下身七分力；手甩向前时用三分力，甩向后时七分力；力要发于腰，作用于手,落于脚跟;人的重心要随身体的摇动而在脚底前后移动,即甩手向前时重心移于前脚掌,甩向后时重心落于脚跟,如此反复进行。

得了肝腹水要趁早治,积极调养。

一是做好护理。为减轻肝的负担,应保证病人有充足的睡眠和休息,并要做好病人的口腔及皮肤护理,减少继发感染的危险;病人宜少站立多平卧,最好是白天采用脚高头低的仰卧位休息,或是半卧位姿势,增加肺活量,减少肺瘀血,有利于病人呼吸循环的正常进行。家属应定期对患者的体重腹围进行测量并记录,以判断腹水消长情况,患者如有体温、意识、出血、腹水及肝肾功能异常应及时住院治疗。每周体重减轻不超过2千克为宜,当利尿效果不佳时可口服甘露醇,通过胃肠道将水分排出体外。按医生意见进行腹腔穿刺放腹水前,病人先排尽尿,抽水时患者可采取舒适的坐或半卧姿势,医生应随时观察病人的脉搏、呼吸和面部表情,如有异常,应立即停止抽水;放水速度不可过快,量以每次不超过2000～3000毫升为宜;病人抽水后要卧床休息8～12小时,密切观察病人的病理变化,再次测量患者的体重、腹围,并用腹带将腹部包扎紧,以免因腹压降低而使腹水迅速生成。总之,家属及医生对患者的护理不可草草了事,给病人关心和鼓励,使其树立战胜疾病的信心;细心、耐心、正确地护理。

二是少用保健品。可少量进补具有调节功能和抗肝硬化药理作用的冬虫夏草,舌质红的患者可服些西洋参。

三是饮食调养。必须注意到,任何食品消化吸收后都要通过肝代谢和转化,因此,应食用易消化肝负担轻的食物,患者一旦出现腹水,应严格控制水分和盐的摄入量,每天饮水量应控制在1000毫升(包括喝茶、喝汤、喝药),严重病人可用无盐酱油来调味,病人以每天1～2克食盐为宜,症状好转后以每天

2.5～3.5克食盐为准,维持一段时间,直至腹水消退。病人应定期测定血清钠水平,如血清钠低于130毫摩/升就不必限盐,如血清钠低于120毫摩/升还要补盐。调查表明,约有10％的肝腹水病人通过限水控盐,适当休息和营养,就可使腹水消退。饮食以高热量、高蛋白、高维生素,适当脂肪为原则,食物要新鲜可口、柔软易消化,无刺激性,为防止便秘,要多摄入新鲜蔬菜水果,为补充因服利尿药而丢失的钾,多吃香蕉有好处;病人常表现为血清清蛋白低,因此要给予牛肉糜、甲鱼汤、赤小豆、活鱼汤等富含蛋白质的食物;如出现肝昏迷先兆,应严格控制蛋白质的摄入,以免出现肝昏迷。

　　为促进患者早日康复,下面推荐2款药茶和2款药膳。①药茶:甘蔗蔸须40克,虎刺根(又叫绣花根)30克,水煎代茶饮,每日1剂,坚持1～2个月有效率90％;用被虫子蛀过的竹笋与冬瓜皮同水煎茶饮。②药膳:先将50～100克粳米淘净加水煮粥,待煮沸后放入1～10克牵牛子末及2片生姜,煮成稀粥,空腹食用,从小剂量开始渐增,量开始不宜过大,不可久服;绿豆细粉500克,加猪苦胆4个调拌成丸如绿豆大,每日3次,每次6～8克。

26. 肝　癌

　　肝是人体最大的消化腺,是体内物质代谢和解毒的实性内脏,由肝细胞和一系列管道(门静脉、肝动脉、肝管和肝静脉在肝内分支)等构成,肝细胞或肝内胆管上皮细胞的恶性肿瘤叫肝癌,其中细胞癌占80％～90％,我国年发率高于0.1％,占我国癌症的第三位,死亡率极高,我国每年约有 11 万人死于肝癌。

肝癌早期症状隐匿,直径 1 厘米以下的肝癌没有任何症状,直径超过 5 厘米的肝癌才有明显症状,刚开始可有短期食欲减退、腹胀、恶心、乏力、呕吐,大便糊状,检查发现肝大,多个小结节癌灶隆起于肝表面,凹凸不平,质地坚硬;中晚期肝区巨大肿块,肝区疼痛,且疼痛逐渐加剧,不敢用力呼吸,有的还可抽出胸水,出现黑粪,持续低热,一般在 37.5～38℃,少数达 39℃,体重下降,末期常表现为黄疸、腹水、出血、消瘦,或出现肺、骨、脑等远处转移的相应症状,从出现症状到休克、死亡一般为 4～6 个月。

肝癌分为原发性肝癌和继发性肝癌。原发性肝癌由肝自身发生;继发性肝癌是由其他癌转移而来,几乎全身的肿瘤均可转移到肝。

肝癌的临床分三期:Ⅰ期——无明显症状的亚临床肝癌;Ⅱ期——进行性肝大、质硬、表面不平、肝区痛;Ⅲ期——有明确的恶病质、黄疸、腹水或远处转移中一项者。

肝癌高发年龄为 40—50 岁,近年来发病趋势趋向年轻化。肝癌的病因有遗传、污染、疾病、药物、心理及陋习、饮食等方面。

一是遗传。研究者认为,上辈免疫功能差,下辈往往易罹患,这是遗传因素。

二是污染。工厂排出的废气及汽车排放尾气所产生的大气污染,饮用池塘水及被蓝绿藻毒素污染的水,居家弥漫烟雾,装饰材料放出的甲醛、苯、二甲苯,毒物通过血液长期蓄积于人的肝内,进而产生慢性危害而诱发肝癌。

三是疾病。医学研究表明,罹患 5 年以上的慢性肝炎、乙肝病毒、丙肝病毒、丁肝病毒感染者是肝癌的高危因素,有

2％～6％的肝硬化可继发肝癌,尤其是酒精性肝硬化的癌变率更高;调查结果表明,老年糖尿病病人患肝癌的危险性是非糖尿病人的2～3倍;慢性腹泻患者中有2.37％为肝癌,特别是中老年顽固腹泻,往往是肝癌发出的信号;肝寄生虫病与肝癌的发生有一定的关联。

四是药物。长期大量应用甲睾酮、去氢甲睾酮、庚酸睾酮治疗再生障碍性贫血,易引发肝癌。

五是心理及陋习。专家认为,精神压力大,工作劳累,常常熬夜,以及吸烟、酗酒等不良心理及陋习,降低人体免疫功能,从而导致诱发肝癌的危险。

六是饮食。长期食肉过量,食用含强致癌物黄曲霉素的霉变花生、玉米、大米,食用含强致癌物亚硝胺的咸肉、腌鱼,使用油漆筷子等均引发肝癌。此外,除脑部原发的肿瘤外,其他的癌肿几乎均可转移到肝,造成继发性肝癌。

当发生肝癌的时候,病人体内会产生胎儿甲种球蛋白,简称胎甲球,如果能在血液里查出胎甲球,就要高度怀疑是否患有肝癌。胎甲球阳性是肝癌发病的最早信号,比肝癌症状提前3个月到6个月出现,如果有肝区痛、肝大等症状,还可做肝同位素扫描、肝超声波断层扫描等检查,以便及早发现,尽快治疗。

预防肝癌的发生做到防患于未然,从一防病因、二重开端、三重心理、四把好入口关、五宜夫妻互查、六注意细节、七多吃有益食物做起。

一是防病因。要改善饮水条件,防止食物霉变,少吃不吃煎炸熏炸食物,不酗酒,乙肝病毒关系密切者应及时接种乙肝疫苗,有慢性肝病及有肝癌家族史者应定期去医院检查。

二是重开端。主要在于防大气及水源污染,防食物霉变,防治肝炎,早发现、早诊断、早治疗高危人群的异常情况,建立合理健康的膳食结构,养成良好的生活习惯,肝功能正常的病毒携带者也要按期检查。

三是重心理。培养和建立健康向上的人生观,凡事进取,待人宽容,助人为乐,严格律己,知足常乐,多做好事,积极参加公益活动,好心情使肝癌望而却步。

四是把好入口关。这是拒肝癌于"门外"的关键环节。为此,必须养成良好的饮食习惯,不喝污水生水,不吃霉变食物,不吃陈腐变质的食用油。

五是夫妻互查。是预防肝癌的高招,尤其是中老年夫妻,首先发现端倪的不是本人,往往可以被体贴入微的爱人发现。因此,如发现对方皮肤及尿液发黄,经常腹泻,逐渐消瘦,四肢表浅静脉呈条索状,经常发生饥饿、心悸、乏力、头昏、出虚汗等低血糖症状,应及早去医院检查诊断。

六是注意细节。专家指出,诸多细节可使肝癌无可乘之机。比如,炒菜油温不可过高,淘米切勿反复用力搓洗,不吃烧煳烧焦的食物,戒烟限酒,把好买菜关等。

七是多吃有益食物。至于防肝癌食品,相关专家告诉人们,常吃富含微量元素硒的卷心菜、洋葱、大蒜等;富含番茄红素的西红柿、胡萝卜、山芋、紫黑色茄子、海带、紫菜、南瓜、杏、草莓、柿子、柑橘;富含卵磷脂的大豆及其制品可保护肝,大大抑制肝癌的发生;值得推荐的是,五谷杂粮搭配食用,食用素有抗癌珍品的甲鱼,每天吃 5～10 个红枣,每天喝一两杯咖啡,以及常吃扁豆等,排毒又防癌。

养生专家说得好,无病要防,有病早治并注意护理和调养。对肝癌病人的护理首先要做好心理疏导,稳定病人情绪,设法消除病人的恐惧或烦躁,鼓励病人接受治疗。出现食欲缺乏宜采取少食多餐,甚至可隔一会儿吃一口;恶心呕吐者宜选清淡易消化稍冷的食物细嚼慢咽和少食多餐;腹胀者少吃甜、油、煎食物;吞咽困难者不吃干硬食物,宜食稠糊状食物。若恶心、呕吐、疼痛、腹胀、便秘经饮食调理未解除者应对症用药。吞咽特别困难者可考虑鼻饲。

有人得了肝癌后十分消极恐惧，不知如何是好。其实，除早去医院进行正规有效治疗外，还可从有益饮食和适当运动进行调养。患者由于病魔消耗极大，因而尽可能保证有足够的营养，以高蛋白、高维生素、低脂肪为宜，并给予足够量的碳水化合物，只要食欲尚好，其营养应从病人需求为度，约是在正常人的1.5倍。病人术后及放、化疗期间的饮食不过饱、过凉、过热、过硬，忌油炸熏烤，忌母猪肉、白酒、辣椒，少食多餐、高营养；黄疸、腹水者宜多吃带皮及子的冬瓜、山药粉、薏米粥、西瓜；恶心、呕吐者可用生姜10克煎汤饮服；患者癌痛取蚤休（又称七叶一枝花）20克，川乌5克，分别拣杂洗净，晒干或烘干，研成极细末，与10克三七粉充分混合拌匀，分成4包，瓶装、防潮、备用，癌痛时每次1包，每日2次，用10枚红枣洗净煎水送服；患者大便有困难，饮食宜增加含维生素K、维生素C的卷心菜、白菜、花菜、油菜、马兰头、香椿、苋菜。

养生学家告诉肝癌病人，除尽早就医并进行饮食调理外，还可以选站桩或练太极拳，注意术后练功不宜过早，活动量也不宜过大，对于腹水过多及肝包膜和癌结节有破裂可能者不宜练功，如有腹部剧痛、呕血、便血时，应速送医院抢救，术后宜三月复查一次，一般病人每月复查一次。

27. 胆囊炎

胆囊位于肝下方，呈梨形，长8～10厘米，宽3～5厘米，容量 40～60 毫升,胆汁从肝分泌,是胆道系统中起收集和浓缩胆汁作用的重要器官。随着人民生活水平的提高和保健意识低下,胆囊炎的发病率逐渐上升。该病好发于青、中年,老年人也有发病,40 岁以上的女性尤为多见。

胆囊炎有急、慢性之分,约 70% 病人合并有胆囊结石,患者绝大部分有胆绞痛病史,而后有厌油腻食物、腹胀、嗳气等消化道症状,进食时上腹部或右上腹部疼痛,有时往往放射至右肩胛部,常伴有恶心、呕吐、发热(相当一部分老年急性患者体温低于 37.5℃)、腹胀,病人口中乏味,甚至口苦,少数有黄疸症状,皮肤发黄。急性患者右上腹部发生阵发性绞痛,并向左侧肩背部放射,伴有右上腹部肌肉痉挛、消化不良、黄疸症状等。

医学认为,胆囊炎的发病与年龄及性别、疾病、饮食、肥胖等因素有关。步入中年,处于更年期的人,活动减少抵抗力降低,胆囊功能减弱,胆道蠕动变慢,胆汁淤滞而诱发;老人胆囊变小弹力降低、胆汁浓缩易沉积导致排出受阻易诱发;女性因活动少,胆囊收缩功能下降,胆汁淤滞成结石,加之体内雌激素作用,胆固醇增高,又多次生育使胆固醇代谢紊乱,为胆囊炎的发病创造了机会。

医学认为,胆囊结石阻塞是引起急性胆囊炎最重要最常见的原因,二者互为因果,如同一对双胞胎,常结伴而行。胆结石发病时胆石对胆囊壁的不良刺激便可引发。饮食误区是引发胆囊炎的重要原因,餐桌上大鱼大肉吃得过饱,晚餐极丰盛,过多进食高脂肪饮食,加重消化器官负担,导致胆汁分泌障碍而发病。各大医院每到春节过后总要接诊节日里由于暴饮暴食、过多食用油腻食物的“节日病”患者,其中为数较多的便是胆囊炎、胰腺炎病人;频繁地、过多地进食过冷食品,胆道遇冷刺激发生痉挛而致病。已康复的胆囊炎病人亦会因冷刺激而复发。

医生说,胆囊炎偏爱肥胖人群,因为肥胖者的血液和胆汁中胆固醇处于饱和状态,胆固醇易析出、沉淀、形成结石,尾随而来的便是胆囊发生炎症。

胆囊炎患者十分痛苦,尤其是老年患者有全身性动脉硬化,又多有冠心病、高血压、糖尿病、慢性支气管炎等疾病,再发生急性胆囊炎时,犹如雪上加霜,易使胆囊壁内动脉发生栓塞,致胆囊缺血缺氧而发生坏死,容易造成死亡。可见治未病是多么的重要。

专家强调,预防胆囊炎应从饮食、生活规律、运动等方面做起:一是饮食。早餐不但要吃,而且要吃好,宜清淡易消化,吃包子、鸡蛋、牛奶、苹果、胡萝卜、菠菜等,因为经过一昼夜的空腹,胆汁分泌少,胆汁酸下降,胆汁中的胆固醇呈饱和状态,易于沉淀形成结石而引发胆结石。二是生活。生活要有规律,按时起居作息,注意劳逸结合,多吃蔬菜水果,保持大便通畅,坚持适中活动,增强机体抗病能力,使胆囊炎望而却步。三是运动。运动和锻炼不能少,特别是上班族的白领人士,不可久坐,不可长时间操作电脑,要做操、打拳、打球、跑跑跳跳,增强胆囊舒缩功能,降低发病风险,适度运动也是降脂防肥胖的有效方法。

养生专家的"有病早治、正确护理、病后调养"话,说出了渴求健康长寿人士的心声。对病人的正确护理,要做到密切观察体温、脉搏、血压、腹痛情况,掌握病情程度及转化。注意控制饮食,呕吐者禁食,发作期间禁食脂肪类食物,宜食清淡、易消化的高碳水化合物流质、半流质饮食。

病后调养是门大学问,实践表明,治疗期间及治疗后根据病情进行正确调养常可事半功倍,有利于康复,防止复发。对胆囊炎病人的调养有以下 2 条。

(1)饭后避免马上静坐,有胆囊炎迹象者睡姿宜左侧卧,有利于胆汁排泄。

（2）五款食疗供选用：①玉米须 100 克，每日 2 次煎汤饮服，防治显效；②蒲公英 10～15 克，凉水浸泡，水煎 5 分钟，饭后当茶饮，每日 3 次，连用 1 个月显效；③鲜柿树叶 5 片，用 500 毫升水煎至 200 毫升温服，急性患者可退热止痛；④萝卜籽煮水当茶喝；⑤多吃富含维生素 C 鲜橙子可减少得胆囊炎机会，防止复发效佳。

28. 胆结石（胆石症）

胆结石也称胆石症，就是俗话说的胆囊或胆管内"长"了石头，石头大小不一，小的细如泥沙，大的如鸡蛋一般。其形成原理为，肝细胞分泌的正常胆汁中，粗盐浓度较胆固醇浓度高 6.6 倍，二者结合形成悬浮型超微颗粒，若胆固醇过多或粗盐过少，胆固醇会发生沉淀形成结石。医学分析显示，胆结石的成分有胆固醇、胆色素和钙、钠、钾、磷、铜、铁、镁等金属离子，以及脂肪酸、三酰甘油、磷脂、多糖类、蛋白质等有机成分。

临床上按其成分分为三类。一是胆固醇结石，含胆固醇高达 80％以上，淡黄色，质硬，直径 2～40 毫米，绝大多数在胆囊内；二是胆色素结石，含胆固醇少于 25％，由寄生虫卵、细菌和脱落的上皮细胞组成结石中心，可能在胆总管或肝内胆管内形成棕黄色或棕黑色质软而脆的块状或泥沙样结石，也可能是质硬不规则形呈黑色或暗绿色结石；三是混合结石，多数在胆囊内，呈淡黄或棕黄色，直径一般不超过 2 厘米，由胆固醇、胆红素和钙盐等混合组成。

据统计,20%～40%的患者,尤其是老年患者无任何症状,多在体检时发现,大约10%患者在结石5年后才出现症状,胆结石病人临床表现有腹痛、发热、黄疸三大主症,有的表现为右上腹痛或上腹部胀满不适、隐痛,进食油腻或冷饮后表现为剧痛,并向右肩部放射;小儿患者表现为右上腹胆绞痛,伴恶心、呕吐及大汗淋漓;胆道感染引起寒战高热,甚至可达41℃左右,小儿患者合并感染的高热甚至发生中毒性休克;结石阻塞胆管或炎症造成胆道狭窄、胆汁排泄受阻会使巩膜、皮肤、尿液等呈现黄色;老年患者5～20年内发生胆绞痛,易并发急性胰腺炎、梗死性黄疸、化脓性胆管炎、胆道感染、坏死性胆囊炎,甚至出现胆囊癌。

胆结石从哪里来?发病原因有哪些?医学认为,胆结石的产生是由于胆汁中的胆盐、卵磷脂含量减少或胆固醇含量过多,使胆固醇饱和而沉淀形成结石;再者,胆管内胆道感染及以胆道蛔虫为核心,聚积胆红素钙结石而发病。具体到现实,有饮食、疾病、女性肥胖及快速减肥、药物、运动、天气、不良习惯等因素。至于饮食,不按时进餐(胆汁在胆囊中滞留时间长,胆汁浓缩形成胆固醇结石)、常不吃早餐(长时间空腹胆汁分泌少,胆酸含量少,胆固醇易沉淀,长此以往形成胆固醇结石)、食物过于精细(缺少膳食纤维,胆汁中的胆色素含量升高,便在胆管内淤积而成结石)、多吃动物内脏、鱼子等高胆固醇食物(胆固醇呈饱和状态,极易结晶而形成结石)、多摄入高脂肪或长期低脂饮食(胆固醇和胆色素含量增加,胆汁浓缩,胆汁收缩功能降低易形成结石;长期低脂饮食会影响胆汁排泄,也会使胆汁酸成分改变而引发胆色素性结石)、嗜好甜食(胰液和胰岛素分泌增加,胆汁分泌减少,出现胆固醇含量增高,在胆道内沉积而形成结石。再者,嗜甜者脂肪大增,加速胆固醇沉积)、多吃冷饮(胆道遇冷痉挛,可导致胆囊炎、胆结石等疾病)、饭后坐在沙发上边看电视边吃零食(不利于食物的消化吸收,也不利于胆汁的排泄)。

医学认为,人体是一个统一整体,当某处发生故障常会"殃及池鱼"。临床表明,罹患胆囊炎、肝炎、肝硬化、便秘、蛔虫症、胆胃肠手术不彻底者容易引发胆结石。调查资料显示,胆结石重女轻男,患者中中年女性占70％以上,是男性发病率的3倍,其原因为自身激素、代谢、妊娠等因素导致胆汁成分改变和对胆汁排泄的障碍;女性多愁善感,长期不良心理影响胆囊的正常收缩功能,造成胆汁淤积;口服避孕药使胆囊收缩功能失调,胆固醇分泌增高而发病;妊娠期间胆汁中胆固醇增高,容易使胆固醇沉积而形成结石;哺乳期妇女的高脂肪、高热量饮食增加得病风险;有的女性为减肥不吃早餐,很多妇女家务缠身很少运动等都容易使胆固醇结晶析出致病。

统计表明,肥胖者发生胆结石的风险比正常人高3倍。这是因为肥胖人士体内脂肪代谢紊乱,胆汁中胆固醇含量呈饱和状态,加之运动少,胆固醇易在胆道中形成胆固醇结石;节食快速减肥者,四个月内胆汁淤积糖蛋白增加,促进胆石核心形成也会发病。

药物性胆结石十分常见,滥用降胆固醇药、降脂药考来烯胺、氯贝丁酯、D-甲状腺素、双密哒莫、头孢曲松、红霉素、氨苄西林、避孕药,以及吗啡等都可罹患胆结石。

爱静不爱动的人,腹壁松弛,内脏下垂,长期压迫胆管,使胆汁排泄不畅,胆囊肌张力减退,致使胆汁淤积、浓缩、沉淀而形成结石。

至于天气情况也是致病因素之一。隆冬季节胃肠道收缩,胆囊内的结石发生位移,说不定卡在胆囊口刺激发病;再者,冬季人们食量大增,不少人喜吃高脂肪食品,造成胆囊收缩加快而发病或旧病复发。

最后一个致病原因是不良的生活习惯。比如，饮食不卫生发生肠道蛔虫，平时少喝水或不喝水，吃饭偏食体内缺乏维生素C、饮酒过多，过分贪凉，随意滥吃补品等都会惹病上身。

专家告诉人们，不得胆结石的关键在预防，尤其是有家族史的人更要如此。要从心理、饮食、防病及用药、科学减肥、有益运动、改掉不良生活习惯等方面进行有效干预。保持良好心态，勿悲戒怒不生气是首要因素。众多熟读医学保健书的人士说："会吃不得胆结石""从会吃入手是预防高招"。日常膳食要清淡，三顿饭要定时定量，少荤多素常喝水，避免大吃大喝、高脂肪、高胆固醇、刺激性食物；烹调时尽量采用清蒸、水煮、清炖、凉拌等少油手段，禁用炸、煎、爆炒等多油方式，适当吃糙米、小米、高粱、燕麦等粗杂粮，肉不多吃，高蛋白食品以少为妙；常吃南瓜子（防止矿物质积聚形成结石）、黑木耳（使结石缩小、变软、有利于排出）、生姜（减少胆汁中黏蛋白形成）、香菇（减少胆囊中胆固醇浓度）、白菜（多种维生素减少胆碱）、核桃（使胆石溶解、消退和排泄）、玉米（抑制胆固醇吸收）、牛奶（睡前一杯胆汁不会在胆囊内沉积）、咖啡（防止胆固醇形成结晶）；富含维生素C的西红柿、花菜、卷心菜、土豆、草莓、枣、柑橘、猕猴桃、橙子，维持胆碱和卵磷脂的比例平衡少发生结石；富含微量元素镁的绿叶蔬菜、海藻、菠菜、松子、花生，防止钙沉积在组织和血管壁，减少发病机会。专家推荐，每周1次吃刺梨粥（150克粳米，100克刺梨共煮粥）预防效佳。专家提醒，不可全素食，否则胆汁中胆盐浓度下降，导致胆盐与卵磷脂比例失调，也易形成结石。在防病用药方面，要做到定期体检，一旦发现胆囊功能差、结构异常、胆囊及胆汁透声差，出现胆泥或胆沙，应积极、合理治疗；积极治疗能引发胆结石的胆囊炎、肝炎、肝硬化、脂肪肝、溶血性贫血、肥胖症、高脂血症、胆道蛔虫症;有家族史者要定期进行腹部 B 超检查、查血脂;长期进行静脉内营养的患者应定期使用胆囊收缩药物,尽量不用或少用与结石有关的维生素 C、阿司匹林、磺胺类药物。既然肥胖是导致胆结石的病因之一,预防胆结石要减肥是顺理成章的事,不可操之过急快速减控食减肥,日常膳食摄取限量的低热量食物,坚持适中运动,以每周减重 300～500 克为宜。应积极锻炼身体,既可保持理想体重不肥胖,又能促进胆囊及胆管收缩利于胆汁排泄,降低发病率是不言而喻的。保持良好生活习惯必须不折不扣,饮食清淡,注意卫生,少荤多素早餐吃好,戒烟少酒常喝水,坚持运动不发少发病。

胆结石的并发症有化脓性胆管炎、坏死性胆囊炎等,儿童发病感染者会休克危及生命,老人感觉不敏感,患病无感觉,可突然发病甚至发展为胆囊癌而病逝。可见,胆结石要早防,发病早治,要在睡姿、规律生活、按摩(拍打、搓揉)、饮食、药物等方面进行调养。

病人左侧卧会发生胆绞痛,甚至发生胆囊管痉挛,使疼痛加剧,切记切勿左侧卧睡姿。

起居有常,生活有规律,有劳有逸避免疲劳过度,坚持散步、做操、打球等运动锻炼,增强机体抵抗力。

长期坚持每天早晚按摩腹部可疏通胆管,拍打胸肋舒肝利胆效果非凡,搓揉耳郭防治效佳。

饮食清淡有节、定时定量、少荤多蔬、注意卫生多饮水,节假日避免过油、过饱、高胆固醇、高蛋白饮食,忌油炸、过冷、过热、辛辣;发作时应暂禁食(急性发作饮 1 杯浓茶汁可缓解胆区疼痛)。为饮食调养有以下几种方法。①玉米须 50 克煎水代茶饮;②每天吃 4 个生核桃,吃完后多饮水,坚持半年结石无踪影；③竹茹 12 克，枳实、茯苓各 10 克，陈皮 6 克，水煎 20 分钟代茶饮；④玉米须、蒲公英、茵陈各 30 克，加水 1000 毫升，煎 30 分钟去渣，加适量白糖温饮，每日 3 次。

胆结石发作时，可口服阿托品，无法缓解要打"120"送医院处置。

29. 胆囊息肉

胆囊息肉是长在胆壁上的赘生物，医学是指胆囊内壁的局部组织因某种原因以息肉的形式突出或游离于胆囊腔内。

胆囊息肉有四种情况：有的是胆囊底先天性发育畸形，不是新生物，属良性的肌腺瘤；有的属于炎性、无蒂性的炎性息肉，半数以上为多发，不会癌变；有的为在胆囊颈、黄色、有蒂、发脆易脱落的胆固醇息肉，绝大多数为多发，也不会癌变；有的（4％～15％）有分支、呈树枝状、在胆囊任何部位的肿瘤样息肉，有恶变趋势，是癌前病变，癌变的很多。

胆囊息肉 70％发生于中老年人，男多于女，多数情况下无临床症状，常在体检中发现，少数患者表现腹胀、右上腹隐痛、消化不良、进食后不适等慢性胆囊炎症状；有些患者舌头右边肿胀、变红；约 1/4 患者可合并为胆石症。

病理分析认为，肌腺瘤是先天性的；胆固醇息肉是由胆囊内的胆固醇结晶沉淀而成；炎性息肉则是胆囊的慢性炎症反复刺激胆囊黏膜所致；肿瘤样息肉其实就是胆囊癌。

健康的主人是自己，生病不治不如未病先防。预防胆囊息肉要做到以下两点。一是防止先天性胆囊息肉，务必让准新郎准新娘做好婚前检查,实行优生优育。二是预防其他型胆囊息肉,在于保持良好的生活规律,膳食要科学合理,天天吃好早餐,多吃新鲜蔬菜水果,保持低胆固醇饮食;每天吃 1～2 个橙子(橙子不含类黄酮和柠檬素,可促进体内高密度脂蛋白增加,并运送"坏"的低密度脂蛋白到体外,从而减少罹患的风险);注意不空腹和餐后 1 小时喝牛奶。

养生人士及有关专家认为,50 岁以上的老年患者,胆囊息肉大于 1 厘米,B 超检查近期内增长迅速,息肉位于胆囊颈部影响胆囊排空,伴有胆结石、胆囊炎患者,以及肿瘤样息肉患者,应尽快到正规医院手术治疗。对于良性的先天性息肉、胆固醇息肉、炎性息肉者的调养,做到日常多食蔬菜瓜果,坚持低胆固醇饮食,并取僵蚕 250 克,加米炒黄,炙穿山甲(代)15 克,共研细末,入蜜为丸,每丸 9 克,每次 1 丸,早晚各 1 次,用温开水送服;必要时在医生指导下服用利胆药物。

30. 胆 囊 癌

胆囊癌是胆道系统的恶性肿瘤,多见于 50－70 岁,女性比男性多 2～4 倍。

学者认为,胆囊的慢性感染是发病原因,胆囊结石的慢性刺激是重要的致病因素。患者早期无特殊表现,或只有慢性胆囊炎右上腹不适症状,继之出现持续性隐痛或钝痛,有时伴阵发性剧痛并向右肩扩散,厌油腻,嗳气,食欲减退,晚期出现黄疸,皮肤黏膜黄色,伴有难治的皮肤瘙痒,右上腹或上腹部触及硬块,部分病人发热。

　　预防胆囊癌除保持良好心态、坚持适中运动增强机体抵抗力外，重点放在饮食上，多吃具有抗胆道病、胆管癌作用的荞麦、薏米、猕猴桃、鱼翅、鸡肫等；多吃有抗感染作用的绿豆、油菜、香椿、芋艿、葱白、苦瓜、百合、马兰头、鲤鱼、虾、海蜇等；多吃有利胆通便作用的羊蹄菜、无花果、核桃、海参、芝麻、金针菜等；食欲差的吃杨梅、山药、萝卜、薏米等；忌暴饮暴食，饮食过饱、动物脂肪、霉变、油腻、油煎、烟熏、腌制、坚硬、辛辣刺激性、黏滞不易消化食物。

　　病人的饮食调养要做到有规律，早餐要吃好。平时要注意低胆固醇饮食，尤其晚餐不要吃肥肉、海鲜、动物内脏、无鳞鱼、蛋黄等高胆固醇食物。患有结石性胆囊炎的中老年人，要善于发现胆囊癌的蛛丝马迹，如右上腹突然出现持续隐痛，食欲缺乏、恶心、呕吐、低热、伴有进行性黄疸，右上腹可触及坚硬无压痛的硬块，更应警惕，尽快到专科医院诊疗。

　　患者有疼痛症状时，一方面由医生对症下药治疗，另一方面用止痛食疗进行调养。①将三七10克，元胡10克洗净晒干，研成细粉末和匀，另将紫皮大蒜50克洗净剁成大蒜茸糊，拌入三七、元胡细末，酌加温开水拌成糊状，早晚两次分服。②仙人掌10克洗净除刺，切成细丝，另将牛肉100克洗净切片，加料酒、盐、湿淀粉拌匀待用，炒锅置火，加植物油烧六成熟，加葱花、姜末煸炒炝锅，出香后将牛肉丝入锅，待牛肉炒至九成熟时，加入仙人掌丝，大火翻炒，加酱油、红糖、味精、随意服食。③将土茯苓60克，郁金30克洗净晒干切成片，同放砂锅中加水浸泡片刻，煎30分钟，过滤去渣，滤液稍热时加入蜂蜜30克和匀，早晚各服用1次。

　　胆囊癌晚期的治疗主要有姑息性手术、放化疗、中医药治疗。如有梗阻性黄疸须做胆管引流术；如产生幽门梗阻，可做胃空肠吻合术。应根据患者身体状况慎重选择放化疗，结合中医药治疗可增效减毒,改善生存质量。饮食上,宜食新鲜蔬菜、鸡蛋、清蒸鱼,忌煎、炸、高脂肪食品,不宜食红枣、桂圆、白木耳等易致腹胀的食物。

31. 胰 腺 炎

胰位于胃的后方,在上腹部稍偏左,呈长叶形,分头、体、尾三部分,由许多分泌胰液的胰泡和排出胰液的导管组成,是人体的第二大消化腺。胰腺的作用是分泌两种分泌物质,一是每天分泌 700～1500 毫升胰液,起消化作用的外分泌物质;二是由胰岛分泌,胰岛总数为 100～200 个,是稳定人体血糖的内分泌物质。当人进食后,胰腺分泌的胰液进入肠道,发挥消化食物作用。当某种或某些原因,胰液大量分泌,胰液逸出胰管,腺泡壁或胰液排出受阻便引起胰腺炎。

人体的某些外在现象是胰腺炎的先兆。例如,舌左边特别红、鼻部发现硬块,指甲出现纵形沟槽,肚脐向上延变成三角形、腹泻等。医学上将胰腺炎分为急性和慢性两种,急性患者主要表现为突然上腹剧痛,可放射至左肩背部,常伴呕吐、发热、恶心、腹胀等,严重者血压下降,甚至休克,黄疸、上消化道出血,脐周及腰部皮肤异样。这种病发病急、病情凶险、并发症多、死亡率高。医学上通过检测血和尿中胰淀粉酶增高可确诊。如果得了急性胰腺炎不及时进行有效治疗可转变为慢性胰腺炎,患者绝大多数都有上腹痛,食欲减退,体重下降,进食油腻或蛋白质出现大便多,且带有油滴又恶臭;有的病人出现黄疸,多饮多尿等,医学上进行血、尿淀粉酶胰肽测定确诊。

研究显示,引发胰腺炎的病因有高龄、心理、饮食且多酒、疾病、药物等因素。临床显示,中老年人胰组织日渐退化,且老年男性是高发人群。临床发现,节假日期间不少人心理紧张,加上过度劳累等不良心理罹患胰腺炎的病人骤然增多。暴饮暴食、顿顿过饱、高脂肪饮食、吃喝无度的人,食物对胰腺产生刺激、胰腺功能减退、胰腺管口会收缩紧张造成阻塞,急性胰腺炎会不期而至;再者,高脂饮食中的脂肪颗粒在胰腺微血管中凝集和栓塞,理所当然会发生胰腺炎。饮食不科学,同时又大量饮酒,致使胰管上皮破裂,极易发生急性胰腺炎;还有,乙醇的毒性可使胰液中高浓度的蛋白发生沉积形成栓子,堵塞部分胰管,急性胰腺炎便应运而生,此外,慢性酒精中毒可导致慢性胰腺炎。

临床表明,胆结石、急慢性胆囊炎、胆管炎、胆道蛔虫症、胆道出口处的十二指肠乳头炎或狭窄、糖尿病、高脂血症、动脉硬化,以及部分腮腺炎、肝炎病毒等都可引发胰腺炎。药学专家告诫,异烟肼、红霉素、利尿药的过敏反应;西咪替丁、雷尼替丁、四环素的毒性作用;速尿、肾上腺皮质激素所致的胰管堵塞;可的松、中药地龙所致胰腺营养血管血栓形成;以及消炎痛、降糖灵、避孕药等都可引发胰腺炎。

患了胰腺炎应该及时治疗,这是医生的事。预防胰腺炎发生的主动权却在我们自己手中,防患于未然是我们老祖宗留下的宝贵财富。医学认为,预防胰腺炎要做好以下五方面。一是养成良好的生活习惯,起居有常,注意劳逸结合,科学膳食,尤其是亲朋相聚或节假日务必管好自己的嘴。坚持适中的运动锻炼不能少,使胰腺炎难以找上门来。二是定期做肝胆系统的B超检查,积极治疗胆结石、胆囊炎、胆道蛔虫症等易诱发胰腺炎的疾病。三是运动。劳动时要注意保护腹部,免受打击、撞击等损伤胰。四是用药要留神,少用或不用易引发胰腺炎的消炎痛、降糖灵、肾上腺皮质激素、避孕药等。五是防复发，①绝对忌酒；②饮食清淡，注意卫生，量宜少；③定期查血脂、血糖、血淀粉酶、胰腺 B 超；④积极治疗胆结石、胆囊炎、胆道蛔虫症；⑤凡阑尾炎、疝气、胃肠道手术、剖宫产等诱发过急性胰腺炎的，要主动报告接诊医生。

胰腺炎患者的调养要从饮食和按摩两方面进行。

（1）急性发作时应禁水、禁食，应给予静脉营养。禁食 3 天后症状缓解可食无脂肪、低蛋白的米汤、稀藕粉糊、稀面汤等，严格限制肉汤、牛奶、蛋黄等食物；症状消失半年至 1 年，也应禁食高脂肪食物和油炸食品，并绝对禁酒。症状较轻患者可用番泻叶 10～15 克开水冲服，每日 2 次，重者用 30 克开水冲服，并用 200 毫升进行灌肠，每日 1～2 次；慢性患者可将鲜甘蔗洗净榨汁，另将高粱米 400 克与甘蔗汁 500 克共入锅煮成粥，每日 1 次服用；亦可将薏米仁 50 克洗净下锅，用水煮开后加糯米 250 克及大枣 5 枚煮烂，再将山药 40 克打成粉，待粥熟时边搅边将山药粉洒入锅内，隔 20 分钟将荸荠 10 克粉搅入锅中，每碗加白糖 25 克拌匀服食，每天 1 次。

（2）按摩调养，按摩可舒筋活血、消炎、止痛、化积、化淤。操作时患者仰卧在平板床上，五指并拢，在肚脐周围按顺时针和逆时针方向各摩腹 100 次；接着用拇指或示指按压足三里、合谷穴，每晚 1 次，长期坚持。

32. 胰 腺 癌

胰腺癌是发生在胰腺上的恶性肿瘤，当正常胰细胞发生异常改变,迅速生长,并向其他部位放射即发生胰腺癌。在恶性肿瘤中,胰腺癌的致死率仅次于肺癌、肠癌、乳腺癌,占第四位。

胰腺癌中胰头癌为最多,早期症状不太明显,表现为皮肤、白眼球、结膜、尿色变黄;如癌长在胰体尾部,表现为上腹痛,并向肩、背、腰部放射。因肿瘤生长迅速,胰液分泌受阻,出现食欲缺乏、消化不良、恶心、呕吐、腹泻、便秘、大便量多,表层有油滴,呈陶土色,体重明显下降。

发生胰腺癌的信号为上腹不适和疼痛,大部分人都说不清的不适感、消瘦、食欲下降、恶心、呕吐、腹胀、大便习惯改变等,乳头状黏液瘤是癌前病变。经筛查,胰腺癌专盯40－65岁的男性,绝经后的女性,尤其是应酬多、生活无规律、吃喝无度,喜吃高脂肪、高热量、高盐、熏炸煎炸、腌制食物,嗜烟酗酒者;有胰腺癌家族史的遗传因素占5％～10％。研究发现,患有胰腺炎、慢性胆结石、胆道疾病术后、下肢血栓性静脉炎、糖尿病、牙周病、胃大部分切除,特别是术后10年以上者都是高发人群;长期服用阿司匹林的人,风险性比常人高86％。

高危人群中的上腹不适,伴恶心、腹胀、大便异常者要做B超和CT检查,对可疑者再进行磁共振或胰胆管造影检查,以便确认并治疗。

胰腺癌一旦确诊多属晚期,手术难度大,预后极差。可见中老年人防范胰腺癌非同小可。为此,肿瘤专家提出要从日常生活、防病、饮食、服用维生素D共四个方面落实到位。日常生活中减少应酬,杜绝暴饮暴食,尽量少吃高脂肪食物,减少高盐、高糖、油炸熏烤食物,适当进行体育运动,避免超重和肥胖,戒烟限酒。每年定期对胰腺进行B超等检查,及早治疗胰腺炎、牙周病、糖尿病等疾病,发现黄疸、消瘦等先兆应及时诊治。研究认为,每天多吃蔬菜、水果可大大降低胰腺癌的发病率。其中,大蒜、西红柿、洋葱、绿色较深的蔬菜、豇豆、萝卜、豆腐渣、玉米、柑橘等预防效果显著;富含微量元素硒的芝麻、麦芽、大红虾、家禽的肝和肾对预防胰腺癌效果颇佳。美国哈佛大学的研究显示,成年人每天摄入 300~400 国际单位的维生素 D 可降低 43% 的胰腺癌风险。

病人的术后护理,要在心理上鼓励病人说出真实的想法和感受,及时向病人列举同类手术后康复的病例,帮助病人解决后顾之忧。密切观察注视腹腔引流管内渗出物的量和性状,警惕术后阳痿、胰瘘和腹腔出血等并发症,对胰体和胰尾切除者要注意胰腺断面处的引流管内有无清亮无色的水样胰液析出,疑有胰瘘时应立即进行持续负压吸引,并涂氧化锌软膏保护引流管口的周围皮肤。对饮食障碍的病人,按医嘱合理安排补液,补充营养物质,输入白蛋白、氨基酸、新鲜血、血小板等,每天温水擦浴 1~2 次,擦浴后涂些止痒药,出现瘙痒时可用手拍打,切忌用手抓。

患了胰腺癌既要及时治疗并好好调养。肿瘤专家认为,常吃熟红薯、大豆、胡萝卜、洋葱、西红柿、大蒜、卷心菜、白菜、西蓝花、甘蓝、苹果、橙子、绿茶等对抗癌有好处。可采用下面四个方剂进行调养。①胡芦巴 120 克,置于盐水中浸泡后,炒干研成细末,每次 10 克温水服下,每日 1 次,止痛、散结效果好。②陈南瓜蒂 2 个,用炭火煅红,立即用瓷碗盖上防止成炭,15 分钟后将其研成细末,清晨用温开水服下,可补脾解毒,活血散淤。③鸡蛋 1 个,破 1 小孔,装入 2 克蛇皮,封口煮熟,每日 2 次,每次 1 只,解毒化淤显效。④桑叶、菊花、枸杞子各 9 克,决明子 6 克,共加水煎煮,温时代茶饮,清肝泻火效果非凡。

33. 呕 吐

呕吐是指胃的内容物上逆,从口腔吐出的一种症状。发生原因,一是吃得过饱、喝过多酒导致;二是孕妇在妊娠 6 周后出现食欲减退、偏食、恶心、呕吐、头晕等症状,这是孕妇腹中胎儿新生命开始的信号。一般在妊娠 12 周前后会自然消失,少数孕妇持续恶心、呕吐频繁,不能进食,这是严重的妊娠反应;三是新生儿消化管发育不成熟,胃的贲门括约肌力量较弱,幽门括约肌发育较好,常有吐奶(溢奶)症状,这是正常现象,如果婴儿吐奶呈喷射状,吐出物有力地溅到床边或地上,则是病态。

医学上把呕吐分为生理性和病理性两种,前者常见于孕妇呕吐、婴儿溢奶等,后者发作时常有出汗、心悸、脸色苍白、腹部不适或疼痛,开始时吐出胃里的残渣,以后甚至可以呕出胆汁,还有因肾功能不全的人,唇上出现黑斑,也常有厌食、恶心、呕吐等。

临床认为呕吐的病因有污染、心理、疾病、药物、饮食、运动等方面的因素。小汽车内多种毒物浓度高,乘坐密封好的小车空气不畅;装潢材料散发有害气体经呼吸、皮肤进入人体;室内摆放松柏、杜鹃花散发出来的气体;生活在高压电线、电脑屏幕等强磁场环境下;长时间穿着劣质拖鞋造成的污染等都可引发呕吐。

现在,很多人一边吃饭一边谈工作,有时候因一些不愉快的事情发生争执,有些家庭成员聚餐时因小小的琐事而争吵不休,不少人在聚会就餐时和他人有一点小误会而大吵起来……

医学认为,心情不好时,中枢神经受到抑制,引起消化腺分泌减少,胃肠蠕动失调,食管、贲门、幽门等消化道关卡的括约肌强烈收缩,从而出现食欲锐减,并伴有恶心、呕吐等症状。

临床表明,乙型脑炎、流行性脑膜炎、流行性脑脊髓炎、脑肿瘤、胃肠道梗阻、夏季烈日当空长时间暴晒引起的日射病、长时间开启电扇而得的电风扇病、被狗猫咬抓伤的宠物病等疾病都会引发呕吐。

药学人士提醒,大剂量服用清热解毒、消肿止痛的六神丸,过量或久服消炎止痛药、牛黄解毒片、板蓝根,以及硝酸甘油、四环素、六味地黄丸的不良反应,红霉素与氨茶碱合用,溃疡病人不对症服用速尿等利尿药,高血压病人服用治感冒的康泰克,治疗类风湿关节炎的考的松类肾上腺皮质激素突然停药,饮酒时服用降压药、降糖药等都可引起呕吐。

饮食是导致呕吐的重要因素,吃了烂白菜,未腌透的菜和肉,变质发黑的蚕蛹,洗了不干净的大肠,冬天吃火锅时吃了"夹生肉",隔夜的白菜、韭菜,发芽发绿的土豆,毒野菜、毒蜂蜜,死蟹、相思豆、苦杏仁、"旺"蛋,色深变味的劣质油,肾前方的"小腰子",鲨鱼肝、海螺头、河豚鱼、鲜黄花菜、鲜海蜇、多量的银杏(白果),多量的苦瓜、苦菜、咖啡等苦味食品,过敏者吃菠萝、螃蟹、虾,从冰箱取出食物直接吃,空腹吃柿子,海味与山楂、石榴同吃,兔肉与白菜同吃,牛肉与栗子同吃,肝炎病人吃甲鱼,孕妇吃桂圆等都会发生呕吐;得了"美味综合征"的狂吃者,病人家属催逼病人进食高营养食品,大量酗酒,小儿过量食用鱼肝油,剧烈运动后猛喝冷饮,宝宝过量食用富含钙的牛奶、虾皮又服钙片,日常膳食超量食用富含钾的土豆、香蕉、鲢鱼等;超量食用富含铁的黑木耳、蘑菇、紫菜、芝麻、肝脏等;超量食用富含维生素 A 的红薯、胡萝卜、青椒、南瓜、动物肝脏等;超量食用富含维生素 B_1 的豆类、干酵母、黑芝麻、猪瘦肉等,超量食用富含微量元素硼的杏仁、花生、黄豆、苹果等,以及进餐时使用生锈的铁餐具,发绿的铜餐具等引发呕吐不计其数。适量运动虽好但也有误区,胃下垂病人饭后不休息就散步,饭后马上下水游泳,高龄老人不顾体质走很远的路,酷热天烈日暴晒下垂钓等都会出现头昏眼花、恶心呕吐等症状。

"治未病"包括未病先防、既病防变和愈后防复的重要理念。预防呕吐养生专家认为要从以下六方面努力。一是心理保健。养生防吐的良方,忘掉烦恼、压抑,常听优美动听的乐曲,在音乐声中打拳练功;和着音乐跳迪斯科、种花、养鸟、书画、下棋、旅游等快快乐乐过好每一天。二是饮食。要吃新鲜、干净,不变质,无污染食物,不吃鲜黄花菜、鲜海蜇,空腹不吃柿子;肝炎病人不吃甲鱼,过敏者不吃过敏食物;冷饮要节制,酒少喝,苦食不宜多;日常的膳食做到"样样都要吃,样样都少吃"。三是防治。防治可引发呕吐的流行性脑膜炎、流行性脑脊髓膜炎、乙型脑炎、结核性脑膜炎、脑肿瘤、胃肠道炎症、胰腺炎、胆结石、糖尿病、蚕豆病等,从源头上加以避免。四是用药。服用感冒药、降糖药、抗生素前要先咨询请教医生,以减少或避免呕吐。五是生活。在日常生活中要注意卫生,打牌玩麻将要适可而止,养宠物要注意打针、消毒防污染。六是运动。做到饭后休息 1~2 个小时再游泳,胃下垂病人饭后休息 1 小时再缓缓散步,酷热天傍晚时节在树荫下进行垂钓,老人不要单独外出,走路要有家人陪伴,也不可站高取物,以防跌倒。

呕吐患者的救护措施。①禁食、禁水 4~6 小时,以防误入气管,呕吐停止后逐渐少量进食。②一般呕吐可给予安定、胃复安、阿托品、吗丁啉等镇静止吐药。③剧烈呕吐者尽快送医院急救。④呕吐不止又发生剧烈胃痉挛者可服 2 粒云南白药胶囊。⑤昏迷患者头侧位,及时擦净口腔内呕吐物,禁用毛巾堵住鼻、口腔,警惕呕吐物呛入气管。

儿童呕吐时首先暂时禁食,让消化道有一个休息的时间,让孩子坐起,把头侧向一边,以免呕吐物呛入气管,呕吐后要用温开水漱口,清洁口腔,去除臭味,婴儿通过勤喂水清洁口腔,可先给一些淡糖盐水或淡茶水喝,饮食要少吃多餐,不吃油腻酸辣食品,先用流质藕粉糊,大米粥或面条等半流食,逐步过渡到普通饮食,最好采用食疗,鲜白萝卜1斤洗净切成丁,放入沸水内煮沸即捞出,把水控干晾晒半日,再放入锅中加150克蜂蜜食用,注意吐尽要卧床休息,不要经常变动体位。

刚出生不久的新生儿未开奶就呕吐,吐出物像泡沫样,胎粪排出正常,无腹胀,可能因吞入过多羊水引起,待羊水吐尽后,呕吐自然停止;少数呕吐严重者需用导管抽出胃内容物,并用生理盐水洗胃,症状可缓解;出生1～2周后发生呕吐,全身情况很好,常因初母乳不足或牛奶过稀引起,小儿饥饿,吸奶时咽下大量空气,或人工喂养时奶头瓶孔过小,牛奶不充满奶头,让小儿吞入空气,当咽入大量空气从胃内排出时便发生呕吐。妈妈要注意喂养得当,吸奶后竖抱起小儿轻拍背部,待至嗳出吞入空气后再半卧,就不会发生呕吐;日龄稍大后,牛奶中加些奶糕,使奶液变稠厚些,能减少呕吐;出生2～3周后开始,每次进食半小时就发生剧烈呕吐,吐后食欲仍正常,小儿逐渐消瘦,可能为先天性幽门肥大性狭窄,要去医院检查治疗;如小儿经常发生便秘,要么出现明显腹胀、呕吐,这时应考虑先天性巨结肠的可能,应通过X光摄片诊断后进行治疗。

呕吐者的营养,应食用消食、化痰、理气、降逆止吐的食物。可食用粳米、黑米、小米、荞麦、玉米、牛肉、牛奶、鸡肉、甲鱼、黑鱼、胡萝卜、土豆、洋葱、萝卜、平菇、藕、莴笋、木耳、红枣、桃、李、苹果、山楂、梨;禁食辛辣发热食物,忌食过于油腻、煎炸食物,忌烟、酒、咖啡。一日三餐可参考以下食谱。早餐为小米粳米粥,煮鸭蛋,凉拌海带丝;午餐为小麦面粉馒头,萝卜烧排骨,番茄汤;晚餐为米粥、丝瓜炒鸡蛋、菠菜汤。虚症呕吐者的食谱,早餐莲子粥、煮鸡蛋、芹菜牛肉丝;午餐馒头、爆炒猪肚、清炒木耳;晚餐米粥、土豆炒肉丝、胡萝卜汤。化疗恶心呕吐者,保持乐观情绪,可适当用些小剂量的舒乐安定等抗焦虑药物,为改善症状可服用胃复安、吗丁啉等胃肠动力药,服药时间宜睡前或饭后半小时;餐前餐后 1 小时限制饮水,也不要食后即睡,不吃辛辣、油腻及含 5-羟色胺丰富的香蕉、核桃、茄子等食物。

呕吐时既要治疗又注意调养,调养措施有饮茶、食粥。

孕妇妊娠呕吐的调养,可采用下列方法。

(1)玫瑰花 3 克,开水冲泡当茶饮用。

(2)鲜生姜 3 片切成细丝,与红茶 2 克共置杯中,开水冲泡浓汁,每日 1 剂温饮。

(3)鲜生姜 10 克捣成汁,滴入甘蔗汁中调匀,不拘时随意饮用。

(4)鲜生姜 6~9 克切成薄片,粳米 100 克,大枣 2 枚,加水共煮粥,每日 2 次温热服食。

(5)白萝卜叶 100 克,捣烂取汁,开水冲泡代茶饮。

(6)想吐者取高良姜 50 克,加水 3000 毫升煮至 1000 毫升,温热时 1 次服完。

(7)饭后即吐者取大黄 50 克,甘草 7.5 克,加水 1000 毫升煮至 500 毫升温服。

(8)头晕呕吐者取干姜(炮)7.5 克,甘草(炒)6 克,加水 1小碗煮至一半服下有效。

孕妇妊娠呕吐时,多喝些水可降低毒素,促使它们从尿液中排出,从而得到缓解;亦可将 5 克橘皮撕碎,10 克竹茹切碎,沸水冲泡代茶频饮;或紫苏叶 4.5 克揉碎,与数滴生姜汁共用沸水冲泡代茶频饮;或甘蔗汁、鲜生姜汁各 10 克,和匀后每隔片刻呷服少许；或用指压重按双侧内关穴 3～5 分钟可迅速解除，晚上用热毛巾敷心口窝 20 分钟更好。医学认为，柠檬汁、山楂汁、土豆、饼干等食物对孕妇呕吐有改善作用，取藿香 10 克（鲜品加倍）洗净入锅加水泡 5～10 分钟，煎取其汁，加 100 克大米熬粥，粥熟时加适量白糖稍煮，每日 1 剂，连服 3～5 天，缓解孕妇呕吐效果好。

34. 霍 乱

　　霍乱是由霍乱弧菌引起的急性消化道传染病。病人、潜伏期带菌者、病后带菌者、慢性带菌者等人群的粪便或吐出物可直接或间接污染食物或饮水，当他人食用被污染食物或水时就可能感染霍乱；地方的环境卫生水平差，可能出现大规模的疫症暴发；从污染的海水里捕捞的海产品，未经煮熟或生吃，可引起霍乱流行。1997 年 7 月，霍乱在扎伊尔的卢旺达难民中大规模暴发，造成 7 万人感染，1.2 万人死亡。霍乱就是民间说的"上吐下泻"，该病发病急，传播快，流行广，危害大，潜伏期短者 3～6 小时，长者可达 7 天，霍乱弧菌凭借"三乱"传染到健康人：一是"乱流"——病菌经大雨过后的洪水冲刷垃圾、粪坑、养猪场、禽畜排泄物，肆无忌惮地到处乱窜乱流；二是"乱钻"——满身带菌的苍蝇叮到食物上，食者天热吃生冷瓜果、凉拌菜，宴席上苍蝇乱飞，食客不拘卫生大动碗筷；三是"乱沾"——健康人与带菌者握手，使用其用过未经消毒的物品，病菌就会"沾"到健康人身上而感染致病。

　　拉肚子是霍乱发病的第一个信号，所有病人都有无痛性腹泻,每天大便次数难以计数,量又多,每天 2000～4000 毫升,重者 8000 毫升以上。初为黄水样,不久转为米泔水样便,少数患者有血性水样便,或柏油样便,腹泻后出现喷射性呕吐,初为胃内容物,继而水样,米泔样,由于呕吐剧烈而出现脱水现象,轻者口渴,眼窝稍陷,唇舌干燥,重者烦躁不安,眼窝下陷,两颊深凹,精神呆滞,皮肤干而皱缩,失去弹性,四肢冰凉,体温下降,脉搏细弱,血压下降或测不出,尿极少或无尿,因严重脱水而休克,暴泻者因循环衰竭而死亡。

霍乱弧菌对干燥、日光、热、酸及一般消毒剂均敏感,其致病性在于它的内毒素及外毒素,正常胃酸可杀死它,当胃酸暂时低下或入侵病毒数量增多时,未被胃酸杀死的弧菌就进入小肠,在碱性肠液中迅速繁殖,并产生大量的外毒素。这种外毒素作用于小肠黏膜引起肠液大量分泌,其分泌量很大,超过肠管再吸收能力,使病人出现剧烈腹泻呕吐,严重脱水,致使血浆容量明显减少,血液浓缩,出现周围循环衰竭,由于剧烈呕吐缺钾缺钠,肌肉痉挛,酸中毒,甚至发生休克及急性肾衰竭。

霍乱医学检查有 3 项。①血液检查,红细胞和血红蛋白增高,白细胞计数(10～20)×10^9/升(1 万～2 万/立方毫米)或更高,中性粒细胞及大单核细胞增多,血清钾、钠、氯化物和碳酸盐降低,血 pH 下降,尿素氮增高,治疗前由于细胞内钾离子外移,血清钾可在正常范围内,当酸中毒纠正后,钾离子移入细胞内而出现低钾血症。②尿检查:少数病人尿中可有蛋白、红白细胞及管型。③病原菌检查:常规镜检可见黏液和少许红、白细胞;涂片染色取粪便或早期培养物涂片做革兰染色镜检,可见革兰阴性稍弯曲的弧菌;将新鲜粪便做悬滴或暗视野显微镜检,可见运动活跃呈穿梭状的弧菌;取急性期病人的水样粪便先做暗视野显微镜检观察,如有穿梭样运动物时,则加入多价血清 1 滴,若是霍乱弧菌则凝集成块,弧菌运动即停止。

　　霍乱是夏秋季节肠道传染病的"常客",危及患者生命,预防工作刻不容缓。医学认为,预防霍乱必须从以下四个方面抓起。一是管好传染源,及时发现隔离病人,做到早诊断早隔离早治疗,对接触者必隔离观察 5 天,待持续 3 次大便检查正常方可解除。二是切断传染途径,管理好水源、饮食,处理好粪便、养猪场、消灭苍蝇,洪灾地区病人的衣物切不可拿到河滩、池塘、水井台洗涤。三是养成良好的卫生习惯,不喝生水,勤剪指甲,不随地大小便,饭前便后应洗手,水果削皮后再吃,凉拌菜要事先消毒,不光顾街边无证食品摊点,隔夜饭菜要回锅煮透才吃,肉鱼经彻底煮熟方可食用,老人吃菜加点醋,旅游时自身带 75％乙醇棉球就餐前消毒碗筷。四是保护人群,对胃酸缺乏者尤其易感,易感人群要积极锻炼身体,提高抗病能力,最好进行霍乱疫苗预防接种。

　　霍乱的一般治疗与护理如下。①病人应严密隔离,隔离至症状消失 6 天后,病人的物品及排泄物要用 20％次氯酸钙(漂白粉)或"84"消毒液严格消毒,病区工作人员需严格遵守消毒隔离制度,以防交叉感染。②重症患者绝对卧床休息至症状好转。③剧烈呕吐暂停进食,待呕吐停止腹泻缓解可给流质饮食。④轻型患者可口服补液,重型患者需静脉输液。⑤患者入院后立即采集呕吐物和粪便标本进行常规检查。⑥密切观察病情变化,每 4 小时测生命体征 1 次,并做好记录。

　　霍乱的输液治疗与护理。①开始输生理盐水及 1/6 毫摩/升的乳酸钠或碳酸氢钠,待休克纠正后可增加葡萄糖注射液,有尿时即刻补碘。②最初 2 小时输液应快速补液。轻度脱水者可补 3000～4000 毫升,小儿每千克体重 100～500 毫升;中型脱水者应补 4000～8000 毫升,小儿每千克体重 150～200 毫升;重型脱水者补液 8000～12 000 毫升,小儿每千克体重 200～250 毫升。应密切关注患者有无心力衰竭、肺水肿等表现,如有异常应减慢速度,输氧并给强心药治疗。

霍乱的对症治疗与护理。呕吐可给阿托品;剧烈腹泻可酌情使用肾上腺皮质激素;肌肉痉挛可静脉缓慢给予10%葡萄糖酸钙、热敷、按摩;周围循环衰竭者在大量补液纠正酸中毒后,血压仍不回升者,可用间羟胺或多巴胺药物;尿毒症者应严格控制蛋白质饮食摄入,加强口腔及皮肤护理。

患了霍乱既吐又泻,不但难受而且危险。如果不慎染病应尽快去医院就诊。另外,可采取辅助调养的措施。①白梅煎汤细细饮服;②藿香叶、陈皮各25克,水2小碗煎至1小碗温服;③干姜30克,附子15克,粳米适量,水煎煮粥温服;④生姜60克,水煎服;⑤生姜36克,食盐适量,同炒变色,水煎凉服。

35. 伤　寒

伤寒是由伤寒杆菌污染了水或食物而进入人体消化道、淋巴和血液、肝、脾而发生的经消化道传播的急性传染病。传染源为患者及带菌者,本病终年可见,而夏秋季多见,一般以儿童及青壮年居多。

病初只觉疲倦、头痛,几天后体温呈阶梯状上升,于5～7日达到39.5℃,伴有全身不适,食欲下降,咳嗽等,部分患者出现便秘或腹泻,体温继续升高约半月,表情淡漠,反应迟钝,耳鸣,听力减退,约半数患者于前胸、腹部出现数个或10多个淡红色玫瑰疹,多在2～4日内消退,20%～75%患者体温升高而脉率相对缓慢,部分患者可出现重脉,部分患者肝大,甚至出现黄疸,患者还表现腹胀,腹部不适,右下腹压痛,便秘或腹泻等症状。

伤寒杆菌污染的水或食物进入人体消化道后,因病菌数量多或胃酸缺乏,致使病菌进入小肠,侵入肠黏膜,部分经淋巴管进入回肠,集合淋巴结、孤立淋巴滤泡及肠系膜淋巴结中生长繁殖,然后再由胸导管入血进入潜伏期;伤寒杆菌随血流进入人体肝、脾、胆囊、肾和骨髓后继续大量繁殖,再次进入血液,引起第二次症状并释放强烈的内毒素,产生发热、全身不适等症状,出现皮肤玫瑰疹和肝、脾大等;之后症状逐渐加重,致病菌随血流散播至全身各脏器并皮肤等处,出现炎症反应。

专家认为,伤寒杆菌的感染途径有天气、污染水及饮食,不良生活习惯等方面。盛夏天气炎热,细菌繁殖,蚊蝇滋生,土壤及粪便中病菌易繁殖;人们睡眠减少,机体抵抗力下降;高温使皮肤血管扩张,胃肠道血流量相对不足,出汗及饮水过多会冲淡胃酸浓度,胃肠道防疫功能削弱;由于天热人们喜欢吃凉拌菜及生冷瓜果,致病菌可能乘虚而入导致伤寒等肠道传染病发生,甚至波及多地。秋季气温虽不冷不热,但秋雨瑟瑟气压低湿度大,有利于细菌的生长繁殖,从而增加了伤寒的发病率。

污染是致病的重要因素,未经消毒处理的医院污水、废物直接污染水源、土壤;洪灾之后污染的水源和食物,加上苍蝇、蟑螂帮手,致病菌进入人体消化道;免疫功能较差的体弱者易感染伤寒;跳蚤、蟑螂、苍蝇、老鼠、小黄蚂蚁等害虫爱在屋子或厨房窗台缝隙、墙缝、卫生间、自来水管道旁爬行跳跃,到处传播伤寒等多种疾病。

喝生水及未消毒的不清洁水是引发伤寒非常重要原因;有人嗜吃生猛海鲜,醉鱼醉螺醉蟹,吃半生毛蚶、牡蛎等水产品,吃"旺蛋"(毛鸡蛋)、天热饮用不卫生的冷饮,吃不干净又未削皮的瓜果等,在享受"口福"的同时却埋下了隐患,伤寒杆菌可轻而易举地进入胃肠道而引发发病。

专家认为,不良的生活习惯使人体健康质量大打折扣,钥匙、电话机的手柄、电脑键盘、受话器及送话器等部位不定期消毒,吃饭时使用不干净的筷子,操作洗衣机时将内外衣裤、袜子、手帕、毛巾、胸罩等统统放入洗衣机内混洗,事情虽小,后祸颇多,伤寒杆菌正如苍蝇不叮无缝鸡蛋一样染病在身。

健康是人生的第一大财富,有的人却毫无顾忌地透支健康,甚至过早地走完了人生之路。专家认为,预防伤寒应做好以下几方面。一是控制传染源,做到及时发现并隔离病人,病人和带菌者立即送医院,病人或带菌者用过的食饮具要洗净并煮沸 20 分钟,呕吐物及粪便加漂白粉或生石灰消毒。二是切断传播途径,做到大力消灭蚊子、苍蝇、蟑螂、跳蚤、老鼠、小黄蚂蚁等害虫,认真管水、管粪、管畜棚、管炉灶,改善环境卫生;洪灾过后清除污染,保护饮水安全、卫生,饮水必须消毒,恰当处理水渍食物,对死因不明的禽畜肉进行无害化处理。三是防止病从口入,注意个人和饮食卫生,做到饭前便后及与他人握手后要洗手,喝水讲卫生,吃的食物新鲜不污染不变质,不购买无证摊点食品,生熟食刀、砧板要分开,盛放生食的碗盆不盛放直接入口的熟食,从冰箱取出的食品消毒后再吃。四是保护易感人群,伤寒多发地区的人宜喝"桑菊茶"(桑叶、菊花各 6 克,泡茶饮之),或用洗净的石榴皮煮水喝,多吃马齿苋(或干马齿苋泡水喝)很好,在流行区域接种伤寒疫苗。

罹患伤寒不但要快治,而且要调养。医学研究证实,香椿对伤寒杆菌有明显的抑制和杀死作用,因此,香椿芽是伤寒病患者药、食两用佳品。取橘皮 200 克,生姜 50 克,加水 2000 毫升煎取 1000 毫升,徐徐饮服。取大枣 20 枚,乌梅 10 枚,共捣烂,加入蜂蜜做成丸,含服咽汁。民间用积雪草(雷公根)50克,金银花 30 克,薏苡仁 10 克水煎服效果好。

36. 小儿疳积

小儿疳积多发于3岁左右的婴幼儿,医学上叫慢性营养障碍性疾病,临床表现为面黄肌瘦,头发稀疏干枯,体重减轻,睡眠不安,精神萎靡,腹部胀大,饮食不佳,大便稀而酸臭,重度智力发育差。

其病因是由于婴幼儿时期脏腑娇嫩,机体的生理功能未成熟完善,生长发育迅速,而很多家长生怕孩子吃不饱,就像填鸭一样喂哺甘肥、生冷食物,造成脾胃损伤,出现消化功能紊乱而发病。归纳起来有三点:①人工喂养配制不合理,过稀或量不足,小儿挑食、偏食、饮食无规律、无节制、饥饱无度地吃零食,损伤肠胃,食滞内停,使消化紊乱,营养吸收障碍。②有消化不良、肠道寄生虫等慢性病,使营养物质不能吸收而消耗过多。③早产儿,常因先天不足,摄食能力差,消化功能低,而生长发育又较快,容易发生营养不足。

预防小儿疳积,要尽量做到母乳科学喂养,辅食应控制巧克力、洋快餐,麦乳精等高蛋白、高脂肪、高糖食物,减少感冒、发热、腹泻发病率;尽量少用有损于造血功能及消化功能的药物。增加儿童室外活动机会,增强抵抗力。

小儿疳积的护理,应从以下几方面入手。①室内空气流通、清洁、阳光充足,温度适宜。②冬季要注意保暖,密切观察重症患儿的体温、呼吸、脉搏等,发现异常及时去医院。③治疗期间忌食蚕豆、花生、玉米、肥肉等。④保持口腔与皮肤卫生,勤换尿布、衣服、勤洗澡。⑤当发现患儿腹泻而日益消瘦时,可给小儿食用小米山药粥、红枣米粥、萝卜米粥。

小儿疳积的调养,可按专家提出的五个调养方案进行。①丁香 2 粒,姜汁 20 毫升,牛奶 250 毫升,共放锅内煮沸,除去丁香,加适量白糖,每日 1 次服食。②萝卜子 6～12 克,粳米 50 克,共加水煮粥,早晚餐温热服食。③将 6 克茶叶用沸水冲泡 6 分钟,取茶汁倒入锅内,加 100 克洗净大米共煮粥,每日 1 次温服。④用 125 克鹅不食草炖猪肉食用。⑤施以捏脊法可控制其发展,操作时用拇指和示指从小儿的尾骶骨长强穴开始,将皮肤轻轻捏起,采用推、捏、提、按的综合法,向上至颈椎反复操作 3 次,在推捏过程中,每捏 3 下须将皮肤往斜上方提起,可听到轻微的响声,推捏完毕再用拇指在腰部两侧的肾俞穴(双腰窝离脊中 2 厘米处)点按 5～7 下,每日晨起 1 次,连续 7 日为 1 个疗程,2～5 个疗程显效。

37. 腹 胀

腹胀即肚子胀气,医学上所说的腹胀又称腹满、腹胀满。正常时胃肠内只有 100～150 毫升的气体,主要存于胃底部与结肠,仅少量积存于小肠内。常人每日有 500～1000 毫升气体被吸入胃肠道,这些气体有的被嗳出,有的被肠黏膜血管吸收或被结肠中细菌所消耗;肠内食物残渣分解时产生的气体从肛门排出体外。为维持生命、维护健康必须 1 日 3 餐科学合理吃饭,残渣经消化吸收后将粪便排出体外。医学研究表明,可能由于脾胃素虚、猛吃狂喝、运化失调,或肝气郁结、肠胃积热、食物堆积、瘀血停滞等原因,胃肠内积存的气体超过 150 毫升,或堆滞的食物体积超过 3000 毫升,而肠胃对气体或食物的吸收及排出又过少时,就会造成大量气体或食物积存于肠胃内,从而引起腹胀。

胃脘以下腹部自觉胀满、嗳气、腹部不适为腹胀。临床发现,患者常有上唇部苍白、腹部外观膨满,也有患者腹皮紧绷、膨隆如鼓,叩之如鼓,甚则腹壁青筋显露,肤色苍黄。中老年人食后上腹饱胀多时,食欲减退,身体逐渐消瘦,倦怠,当心是胃癌的早期信号。

临床上将腹胀分为食滞腹胀(腹部饱胀,厌食呕恶,嗳腐吞酸,舌苔厚腻)、胃下垂腹胀(腹有下坠感,伴少气懒言,肢体困倦,舌淡苔白,食后为甚)、手术后腹胀(腹部手术后肚腹胀满,不思饮食,口淡无味,伴嗳气恶心、大便少、舌苔白腻)、产后腹胀(产后腹部胀满,不思饮食,恶露量少,色紫暗红)、行经腹胀(妇女行经前后或正值经期出现肚腹发胀,连及两肋,胸闷嗳气,胃脘不舒,食欲缺乏,舌苔薄腻)、便秘腹胀(大便干结、欲便不畅、腹部胀满、舌苔腻黄)。也有的医生将腹胀分为充气性腹胀和排气性腹胀两个类型,前者是由于胃肠道内存在过量的气体所致,不仅自觉腹部胀气,而且客观有气体滞留,即腹胀持续时间较长;非充气性腹胀多见于腹水、腹部肿块及膀胱充盈等。

第一说心理。医学研究表明,除女性 45－55 岁更年期间突然发生经前情绪不稳、腹胀外,发病的原因有心理、天气、饮食、疾病、药物、运动等六个因素。临床表明,某些退休老人离岗后生活习惯改变,一时难以适应,独居家中感到寂寞,遇事多疑,夜不安寝,碰上不称心的事情积压心头,加上晚辈关心不够,更易出现"退休综合征",表现食欲缺乏、嗳气、腹胀、消化不良等症状。

第二说天气,天气寒冷可使人体自主神经功能紊乱,娇气而敏感的胃肠蠕动节律受到影响而功能紊乱,加之天冷人们少运动不运动,尤其是有人贪吃生冷、麻辣等刺激性食物,更加重胃肠负担,腹胀也就应运而生。

第三说饮食,更是不折不扣的发病因素,一次吃得太多太饱,尤其是过多食用糯食、豆及豆制品,超过了人的消化能力,致使大量食物滞留胃肠,更不用说上顿饱食尚未消化排出,不久又猛吃,免不了感到腹胀。红薯(地瓜、甘薯)吃多了,内含的氧化酶易在胃内产生大量的二氧化碳气体。一次吃 3 个以上鸡蛋难以消化吸收,过多蛋白质在胃肠道内异常分解产生大量氨气。老人病愈后过多食用高蛋白食品,致消化不良。健康人士多吃人参,得了"人参滥用综合征"。偏食者体内缺钾,罹患低血钾。无边际的吃瓜子、花生米、糕点等零食,夏天过多喝冷饮,空腹或过多饮用牛奶,急慢性胃炎病人食用粗杂粮,发热病人吃鸡蛋,肝炎病人吃甲鱼,空腹食用柿子、番茄,丢下饭碗吃水果,白酒与饮料同时饮用,芋头与香蕉同吃,田螺和蚕豆同吃,牛奶和橘子同食,食用不洁食物、污染的鱼、变质银耳、烂白菜、未煮熟的四季豆等,此外,"咕噜咕噜"豪饮水,大量饮用浓茶,饮用存放不到一个月的新茶等,都可引发腹胀。

第四说疾病,医学认为慢性胃炎、胃下垂、胃手术后、颈椎病并发颈胃综合征、肠炎、肠梗阻、肠扭转等胃肠疾病;慢性肝炎、肝硬化、肝腹水、胆囊炎、胆结石、慢性胰腺炎等疾病;伤寒者持续高热,以及尿毒症、便秘、肥胖患者都可表现为腹胀。

第五说药物,高血脂的人长期服用调脂药美降之、舒降之、普伐他汀(普拉固)、氟伐他汀(来适可)、阿妥伐他汀(立普妥);胃溃疡病人长期服用小苏打;长期服用六味地黄丸;便秘患者久服滥服泻药;超剂量服用四环素;部分心律失常者服用胺碘酮;降脂药普罗布考的不良反应;首次服用双黄连的不良反应;爱美女士为追求:"曲线美"长期服用含雌激素的丰乳胶囊;老年人服用补肾阳的药物等都会发生腹胀。

最后说运动,医学表明,久坐不动会发生消化不良、腹胀等病症,有关专家一方面倡导人们为增进健康要因人因地因时、循序渐进地坚持适中运动,另一方面又告诫运动量过大,尤其是饱餐后剧烈运动,罹患胃下垂的人饭后散步等运动可引发腹胀。

腹胀是不少人常出现的一种现象,虽不是什么大病,但总使人感到不舒服,说不定还是某些疾病作祟。保健专家提醒,要认识其高危因素,防止和缓解腹胀有以下五招。一是克服焦躁、忧虑、悲伤、沮丧、抑郁等可能发病的心理因素,保持乐观愉快心情。二是随时关注当地的天气信息,根据天气变化及时增减衣服,务必做到天冷时的保暖防寒,冬季要勤晒衣被,取暖时室内外温差不太高,饮食宜吃温热进补的羊肉、狗肉,务必不吃生冷食物,坚持适中的运动锻炼,增强抵抗力。三是改变饮食习惯,少吃产气的豆类、花生、洋葱、奶制品,白酒与饮料不要同时喝,不要丢下饭碗急吃水果;另外宜吃"顺气"的萝卜、莲藕、山楂;进餐时细嚼慢咽,吃点生姜有好处,切勿饭后立即平卧。四是及时发现并诊疗引发腹胀的消化不良、肠炎、结肠炎、膀胱肿瘤等疾病,防止吃饭时打嗝,平时多看看书、多听音乐、不妨适时旅游观赏美好风光;不吃医生讲明的引发腹胀的药物。五是养成坚持适中运动锻炼的好习惯,散步、跳舞、做操、打拳、仰卧式腹部呼吸、顺逆时针按摩腹部、拍打腰腹部等运动,都是缓解和防止腹胀效果不错的运动锻炼。

养生学家指出,腹胀的调养在于享受大自然、合理饮食、注意体位及按摩、外敷及内服药物等措施。

(1)享受大自然。腹胀时,在旷野、海边、森林等处大吼几声有满意疗效,这是因为大声吼叫可增强胃肠蠕动,加快血液循环,提高机体活力,致使腹胀消除。

(2)合理饮食。饮食调控非常重要,进食不要快,日常膳食少吃容易产气的山芋、豆类、土豆、洋葱、卷心菜,多吃顺气的萝卜、莲藕、山楂。因多吃了鸡蛋而腹胀难受时,喝点醋就可缓解。食用了西瓜而小腹胀痛时,可在口中放入少量盐,慢慢咽下即消胀痛。取萝卜子 25 克放铁锅内炒至半焦黄,加少许水煮 3 分钟,弃子喝汤,即可上下排气。饭前 1 小时让小孩饮 1 杯水,有益于食物的溶解、消化和吸收,小孩的积食腹胀无影无踪。陈皮适量切丝,与茶叶一起用开水冲饮,开胃消食除胀。

(3)体位及按摩。临时出现腹胀时右侧卧,后改为左侧卧,这样可使肠内的气体通过肛门排放出来。上腹部腹胀可平卧,用手向下一次次地推抚腹部,促进胃肠蠕动,让腹内的气体往下走,逐渐通过肛门排出体外。腹胀时立即按压双下肢足三里穴,使局部有酸、麻、胀的感觉,可缓解症状。

(4)外敷调养。①取热水袋,内装 60℃ 左右的热水热敷小腹部,位置为上遮肚脐,下边不限,热敷 30 分钟,以皮肤微红发热,额头微汗为佳,热敷后即觉腹中肠蠕动和肠鸣,亦会频频放屁,腹胀顿消。②取生蒜 100 克并切碎,加芥末粉 100 克,用布包好,加水,加温至微烫,浸入几条毛巾,半干半湿趁热轮换热敷腹部,腹胀全消。③民间有将荷叶浸酒蒸取药液,淋洗脐腹部,每次 10 分钟,每日 2～4 次,效果佳。

(5)药物治疗。自我调养不好的腹胀,应去医院诊疗。治疗腹胀有以下处方。①白术 10 克,枳实 5 克,共研细末,每服 15 克,开水送服,治消化不良的腹胀显效。②腹胀甚者取大戟、甘遂各 30 克,煎汤取汁,趁热洗腹部,每日 3 次,效佳。③莱菔子(萝卜子)5～10 克,加少许姜汁、皂荚与适量蜂蜜拌和成丸,开水送服,消除胀气明显。④取木香适量,研细末,以水制成梧桐子大小的药丸,每日 10 丸,温水送服,治腹胀厌食者效果好。⑤在医生指导下,食积腹胀可服用复方鸡内金片;口苦腹胀服用保和丸;肉吃多了腹胀服用大山楂丸,但应注意监测血糖变化。

38. 腹 痛

腹痛是人体腹腔脏器组织患病出现的症状,是指胃脘部以下、耻骨以上部位发生的疼痛,即人们所说的"肚子痛"。腹痛症状或轻或重,或短或久,或经常或偶然,或突然或阵发,可以是钝痛、绞痛,也可以是胀痛、放射痛。急性腹痛来得急骤,程度剧烈难以忍受,患者或大声呻吟叫喊,或蜷曲身躯不语,可伴恶心、呕吐、发热,严重者血压下降、四肢发凉、大汗淋漓;医学表明,急性腹痛由腹腔内或腹腔外器官疾病引起,包括急性胃炎、肠炎、肝炎、胆囊炎、胰腺炎、阑尾炎、肾盂肾炎、胃与十二指肠溃疡穿孔、胃癌穿孔、肠穿孔、急性肠梗阻、胆道蛔虫症、胆结石、肾与输尿管结石、肝脾破裂、急性心肌梗死、肠痉挛、尿毒症、糖尿病酮症、痛经、宫外孕等。慢性腹痛起病缓慢、病程较长,可迁延数月与数年,或继发于急性腹痛之后的腹痛,常有一定疼痛部位和规律,同时还有一定的伴随症状,如伴发腹部外伤者应考虑腹腔内脏器破裂,继发于上呼吸道感染后出现的腹痛,应考虑肺炎、胸膜炎的可能,劳累过度后出现的上腹痛,有心绞痛的可能,阴道分泌物突然增多者有盆腔炎的可能。

医学研究显示,腹痛病机为实邪内阻、气血壅滞,或气血亏虚、经脉失荣,发病的病因有心理、天气、生活规律、饮食、运动、疾病、药物等。

第一说心理。在日益竞争激烈的当今,上班族人士压力大,精神紧张,倘若本身消化与胃肠系统功能不佳,容易罹患"肠躁症"。这些人在与别人谈话或陪客就餐时会突然出现腹痛;有的孩子过分渴望得到家长关注也会发生腹痛。

第二说天气。胃病患者的胃一部分紧靠腹壁,寒冷可引起胃血管收缩,胃运动功能发生紊乱而产生痉挛性腹痛;阑尾炎患者在酷冷天气下容易发作而剧痛;胆结石绞痛容易发作于湿度高、气压低的天气;膀胱结石绞痛在冬天云层较厚、夏季雷雨时发作频率最高;妇科病的腹痛因天气关系也在所难免。

第三说生活规律。医学跟踪调查发现,饥饿多时易引起胃肠痉挛性收缩;饱食后立即松裤带,腹腔压力下降,肠蠕动加剧,韧带负荷量增加,出现肠扭转或梗阻;憋住大便不解发生便秘,多次如此会出现腹胀、腹痛。

第四说饮食。饮食是导致腹痛常见的原因。跟踪调查发现饮食不卫生,吃了夏天病菌繁殖快,又被蝇虫叮爬过的不卫生食品,从冰箱存放多日的食品立即入口;喝刚挤出未经消毒的牛奶、食用新鲜海蜇、鲜黄花菜、鲜木耳,以及烧煮不透的四季豆、扁豆;吃了变质或有毒的毒蘑菇、变质甘蔗、霉变红薯、未成熟的青色西红柿、发芽或色绿的土豆;多吃用糯米制成的粽子,一次吃10个以上的白果,盛夏时节毫无节制的吃喝冷饮胃肠骤然受冷,每逢节假日或亲友聚会时放不下筷子暴吃暴喝,胆汁大量分泌,胆囊充盈,尤其在剧烈运动后发生胆囊扭转;过敏者吃菠萝、杧果;空腹吃柿子、西红柿;医生说"有些食物同吃会腹痛",海味中的鱼、虾、藻类与含鞣酸的柿子、石榴、青果、葡萄同吃产生的物质刺激肠胃;柿子与螃蟹同吃生成凝固成块的物质滞留于胃肠道内;甜瓜与蟹同吃损伤肠胃;此外,猪肉与菱角、茄子与墨鱼、田螺与蚕豆、橘子与牛奶、猕猴桃与牛奶同吃均会产生腹痛。夏天多饮冰水,直接饮用拧开自来水龙头的水,游泳或洪涝灾害时饮用不卫生的水,喜喝新茶、浓茶,热天喝冷茶,端午节时多喝雄黄酒、烈性酒,尤其是肝功能欠佳者多喝白酒、啤酒与白酒混饮、食用内有蛔虫的糖等都可引发腹痛。

第五说运动。人们都知道,坚持适中运动有益健康,但运动不当是腹痛的第五种因素。临床医学表明,运动前准备活动不充分、运动超负荷、饱餐后立即运动、运动后饮酒吃冷饮等都可引发腹痛。

第六说疾病。疾病引发腹痛是不争的事实。临床表明,不同疾病引起的腹痛有所区别。慢性胃炎多为中上腹胀痛或隐痛;急性胃炎轻者仅上腹部不适,重者在上腹部疼痛;胃痉挛发生的腹痛在左上腹;胃下垂患者在进食进水后上腹部隐痛或胀痛,还可反复发生上腹部闷胀;急性胃扭转则表现突然上腹部或剑突下疼痛和压痛,也可放射到背部或肩胛部隐隐疼痛,如不及时诊治可发生胃坏死、出血、穿孔等;急性胃溃疡病人为突发性全腹持续性剧痛;胃溃疡老年患者常在午夜时痛醒。儿童腹痛时哭闹不止往往是肠道蛔虫症;急性肠炎除脐周阵发性疼痛外,常伴左下腹部疼痛;穿孔性肠炎发生的腹痛多在上中腹部及脐周围;急性肠梗阻引发的疼痛多在上中腹及脐周呈阵发性,并有呕吐、腹胀。急性阑尾炎先位于上腹剧痛,后发展到右下腹剧痛。急性胃肠炎主要表现为腹痛、腹泻、肠鸣、恶心、呕吐、严重时可脱水。胃及十二指肠溃疡多在餐后半小时至1小时出现右上腹疼痛。肝炎发生的肝痛在右上腹,呈持续性隐痛,常伴有黄疸和食欲下降;肝硬化患者发生腹胀腹痛。胆结石表现为右上腹阵发性绞痛,向右肩部放射,常伴有呕吐、黄疸及发热;小儿胆道蛔虫症发生的腹痛在腹部正中上方,为阵发性绞痛,疼痛剧烈,甚至打滚哭闹。有的老人患胆结石、肾结石等病,当夜间睡眠体位发生变化时,结石移动导致痉挛而引起急性腹痛。急性胰腺炎常在饭后2～4小时突然发生持续性上腹部剧痛,呈阵发性加重,并向左肋、左背或左肩放射,常有恶心、呕吐、腹胀、便秘、畏寒、发热等;慢性胰腺炎表现为持续性上腹痛,常有后背牵涉痛,并伴慢性腹泻。痢疾时腹痛部位常在下腹部、左下腹、腹痛时想解大便,但又解不出大便;急性菌痢表现为发热、腹痛,尤左下腹痛为甚,还有腹泻、里急后重、排脓血样便。

临床上,亦有急性心包炎发病时表现出持续性或阵发性上腹部疼痛;冠心病心绞痛表现上腹痛,常向左肩部、左前臂内侧放射性疼痛数分钟;约有 8% 的心肌梗死病人早期突然出现上腹痛,伴恶心、呕吐、腹部压痛;心力衰竭的老年患者时而出现上腹部胀痛。肿瘤专家发现,腹主动脉瘤、肝癌、胃癌、胰腺癌、卵巢癌引起的腹痛多为持续性。

最后说药物。药物学家告诉病人服用治疗上呼吸道感染、肺炎、支气管炎、尿路感染、胆道感染的抗生素、青霉素、头孢菌素,调脂药普罗布考,抗结核药异烟肼及保泰松,治疗风湿性关节炎及痛风的药物,降压药莫尼地平,抗过敏药苯海拉明,中成药金匮肾气丸,小儿过量服用六神丸,长期服用何首乌,长期大量服用呋塞米、氢氯噻嗪,过量服用维生素 A、维生素 C,以及阿司匹林与维生素 B_1 同服,口服针剂药青霉素、链霉素、胰岛素、胃溃疡病人不对症服用呋塞米等均会出现腹痛。

中医说的"不治已病治未病",是告诉人们生了病捂着肚子满地打滚哭喊,自己受罪家人受累,花钱又费心,远不如未腹痛就抓健康投资,预防在先。有关专家告诫人们,注意从气候、饮食、运动、源头上加以防范。

盛夏季节不在室外露宿,不可赤身睡觉,更不可在风大或潮湿地方光膀睡觉,睡眠时保护好腹部,盖上毛巾被,最起码用毛巾或单被盖住腹部,不要用电扇直接吹着入睡,不可整夜在温度低的空调房间里睡觉,不可在热极时用冷水浇身。

在日常生活中多饮水,多吃新鲜蔬菜水果,常吃醋和蒜,食品清洁卫生无污染,切忌暴饮暴食,莫贪冷饮,少吃高脂肪食物,老人小孩少吃粽子,白果要少吃,扁豆、四季豆要煮透,禁食变质甘蔗、山芋、方便面、未成熟西红柿、鲜木耳、鲜黄花菜、鲜海蜇、毛蛋,冰箱内取出的熟食要重新加热烧透,不空腹吃柿子,防止海鲜水果同食、蟹柿同食,切断洪灾地区污染水、食物、粪便等途径污染源,防止苍蝇、票证、玩具污染的传播。

日常坚持适中的运动锻炼,以增强抵抗力,运动前不大吃大喝,切不可丢下饭碗就跑、跳,运动前做好充分准备活动,运动时宜因人因时因地循序渐进、调整好呼吸节律用鼻呼吸,切不可超量,运动后做好放松活动。

抓住源头如同牵牛抓住牛鼻子,预防或趁早查诊引起腹痛的胃炎、胃溃疡、胆囊炎、胆结石、肾结石、胰腺炎、阑尾炎、蛔虫症、心包炎、肿瘤等病症,减少或避免腹痛的发生。

腹痛发生后,除了急速去医院急诊外,平时、治中、治后注意调养非常重要。医学专家告诉人们,腹痛的调养有饮食、外浴外敷等途径。

第一,在饮食方面,忌暴饮暴食,饭吃七分饱,冷凉食物禁止入口,避免进食过硬、过油、辛辣食物。宜吃全流质的藕粉、蛋花汤,症状好转可吃半流质的稀米饭、面条、蒸蛋羹。将50片白扁豆捣汁,加水煮沸代茶饮用,对于腹痛时发时止又拒按者有效。先煎5克甘松(不宜过久煮)取汁,去渣,再用50～100克粳米煮粥,待粥将熟时加入甘松药汁,煮1～2沸即可,空腹时温热食用,每日2次,3～5日痛止。另将50～100克粳米煮粥,待粥将熟时加入3～5克白梅花,同煮2～3沸,每日2次,空腹温热食用,3～5日脘腹窜痛全无。胃腹痛难熬时,可将大枣在炉火旁烤熟烤脆,每日早、中、晚饭后一杯开水泡3～4个烤枣,水发红时喝下,数天后腹痛全无。

第二,在外浴外敷方面,由于受凉发生腹痛,可用热毛巾热敷腹部,或取 1 斤盐置锅内炒热,布包好后热熨患处。吃过冷凉食物发生腹痛可用热水袋装入热水热敷疼痛处,十分显效,免受打针吃药之苦。胃脘近心窝处发生疼痛进行温泉水浴、硫黄温水浴是个好办法,每日 1 次,每次半小时,10 日见效。

上面说的是受寒或暴饮暴食导致腹痛的调养,现实中不少人腹痛不是这么简单,小儿、妇女,尤其是老人腹痛值得关注。

先说说小儿。小儿由于夜间踢被子、过食生冷而使腹部受凉引起腹痛,调养对策是宝宝睡觉时不要盖得太多,可给宝宝腹部盖一条小毛毯或戴一个肚兜,以防止受凉。宝宝腹痛时不要乱揉肚子,可采用顺时针方向轻揉脐部 3 分钟,亦可采用腹部热敷见效快。小儿暴食或伤食的腹痛表现为屁多且臭,母亲一定要控制小儿饮食,以清淡易消化为原则,同时服用"乳酶生"。小儿过食奶、糖或腹内吞入大量气体而腹胀痛,小儿大声啼哭、两拳紧捏、两腿间及腹部蜷曲,此时的父母尽量少让小儿空吸奶瓶,也不要在奶粉中加糖。宝宝吃进某些过敏食物,或吃大量冷饮,或突然发作肠蛔虫钻动等腹痛,小儿大哭大闹、大汗、面色苍白,调养对策是直接抱小儿或使其仰卧母亲膝上喂适量温开水,腹痛剧烈时可用温暖的手按摩小儿腹部或在腹部放置热水袋。小儿阵发性哭闹、腹痛、腹胀和呕吐,在站立或用力排便时,腹股沟内侧出现一肿胀物,这是小儿疝气,应赶快去医院诊治,母亲还应注意小儿疝皮肤的颜色改变。

再说说妇女。妇女因流产、早产,以及宫外孕、卵巢囊肿的蒂扭转、葡萄胎、双胞胎、羊水过多而发生腹痛、腹胀,还有与妊娠无关的膀胱炎、尿路结石、阑尾炎、肠炎、重症便秘等,宜及早到医院检查诊治。产妇由于分娩时流血过多,子宫失于濡养,或因月子生活起居不慎,过食生冷,导致产后下腹疼痛坠胀、腰酸、尾部疼痛,调养时用热毛巾敷痛处,或热敷脐下 1.5 寸处气海穴、腹下四寸处的中极穴。还可食用人参粥、扁豆粥、猪肾粥、当归生姜羊肉汤、羊肉桂圆汤；服用益母草膏1匙，每日3次，有疗效；注意不可久站、久坐、久蹲，多改变体位。

最后说说老人。医学表明，老年人的腹痛可能与冠心病有关，应当去医院进行检查，说不定还是致命的心肌梗死，不可掉以轻心。

39. 腹　泻

腹泻又称泄泻，俗话说的"拉肚子"，大便次数明显超过平时的习惯次数，也就是土话说的"屙不歇"。对于健康婴儿，因消化系统发育不成熟，功能暂时低下，或产妇乳汁内某种营养成分超过了需要，也常腹泻，这是正常的生理性腹泻。

腹泻患者大便次数和总量显著增多，大便变稀或不成形，或泻水样便，或带脓血，或含脂肪滴。

腹泻类别有按病程、病变部位、病因、有否器质性，以及中医进行分类。按病程分为急性腹泻（即中医说的暴泻，起病急骤，说来就来，往往措手不及，弄得裤子沾满粪便）、慢性腹泻（每天少则3～4次，多达几十次，病程数十天甚至数月，大便稀薄，可带有鼻涕样黏液，甚至脓血）两种。西医根据病变部位和致病原因分为胃源性腹泻（因胃酸缺乏或胃切除手术后）、肠源性腹泻（肠道感染、炎症等）、胰腺性腹泻（胰源消化酶分泌缺乏等）、内分泌性腹泻（如甲状腺功能亢进等）四种。按病因分为感染性腹泻（病原体有细菌、病毒、真菌、寄生虫等）非感染性腹泻（溃疡性、息肉、肿瘤、消化不良、吸收不良、药物、肠道功能紊乱等）两种。按是否有器质性病变可分为器质性腹泻（通过检查可找到炎症、肿瘤等有关脏器的具体病变)和功能性腹泻(反复检查均查不出有关脏器的具体病变,多为肠道运动速度过快所致肠易激综合征)两种。中医按腹泻性质分为寒证(大便清稀,甚至如水,完谷不化,腹痛肠鸣)、热证(大便色黄褐而臭,泄泻腹痛,泻下急迫,肛门灼热)、实证(泻前腹痛,痛时急迫拒按,泻后痛减)、虚证(病程较长,腹痛不甚,喜温喜按,神疲肢冷)共四种。

说到腹泻很多人不以为然,以为"不就是拉肚子吗?"不值得大惊小怪,这是他们没有认识到危害。俗话说"好汉架不住三泡粪",一个人要是一连拉上几次稀就会头晕眼花,软弱无力,营养失衡,机体不能正常代谢,降低抵抗力,后果是蛋白质及其他造血原料丢失,势必出现指甲、手掌、皮肤以及口唇和睑结膜等处颜色花白、注意力不集中等贫血症状。

现代医学认为,重度腹泻后果可发生人体脱水、血压下降、引发糖尿病;拉肚子会使人体丢失大量水分,血液浓缩,血液黏稠度增大,导致心肌缺血缺氧,加之病菌进入血液循环,可引发急性心肌梗死;老人腹泻不止又大汗,容易形成血栓堵塞血管,导致偏瘫、口齿不清等中风症状。研究表明,腹泻是肝硬化患者肝癌的早期表现,在确诊为肝癌的前三个月内发生腹泻者占50%,大肠癌的主要表现是腹泻和便秘交替进行。

发生腹泻的原因虽不尽相同,临床表明其病因有精神、环境及天气、病毒及疾病、药物、饮食、运动等方面。

精神因素至关重要,当一个人受到惊吓或遭受精神压力时,大肠蠕动会突然变得频繁,肠道里的废物无可控制地宣泄,急需马上上厕所解大便,很可能弄得满裤子都是粪便。

现在很多人住进高层楼房,享受不到地磁场的充分保护;再者,微波辐射,噪声污染,强节奏音响污染,耀目的光源污染也是不可忽视的危险因素;还有装饰材料、除草剂、化肥、农药等"不良分子"侵入人体后,人体的内分泌功能失调,也会出现消化道诸多病变。

关于天气,夏季细菌大量繁殖,因着凉、饮食不卫生、劳累等抵抗力下降而发病;秋季胃肠神经功能紊乱,细菌兴风作浪而发病。

关于疾病,医学研究表明,轮状病毒感染可引发腹泻;胃肠炎、肠炎、结肠炎、肠结核、菌痢、阿米巴痢疾、霍乱等肠道疾病引起腹泻堪称第一;糖尿病、甲亢、甲减等内分泌代谢障碍是引发腹泻的重要原因;伤寒、流感、麻疹、大叶性肺炎、败血症等全身感染性疾病的早中期可发生轻中度腹泻;少数腹泻患者是由肿瘤造成的。

关于药物,统计资料显示,到目前为止已知有 700 多种药物可引起腹泻,其中包括药物本身的(称为药源性)药物,如作用于中枢神经系统的左旋多巴等,作用于心血管系统的洋地黄等,以及抗生素类新霉素等,降压药利血平等,降糖药降糖片,胃肠道药胃必治等,抗炎镇痛药消炎痛,6%~26%的抗癌药;还包括有不良反应及过敏、服用过量、过久的药物,如四环素、卡那霉素、复方丹参片、牛黄解毒片、六神丸、苍耳子、地龙等。

关于饮食,是引发腹泻极为重要因素。饮食不卫生(食物不洁、器具不净等)、变质有害发霉(过期方便面、发芽土豆、长黑斑红薯等)、存放过久(采摘、贮存、运输很长时间)、烧煮不透(未熟透的四季豆、生熟不分、被鼠蝇叮咬等)、食物过敏(卷心菜、蚕豆过敏等)、病人进食(发热患者吃鸡蛋、肠炎病人吃大蒜等)、食物过冷(长期贪食生冷)、过多(一次过多食用青菜等)、过少(进食极微又偏食)、二种食物同吃(橘子和牛奶同食、牛奶和巧克力同食等)都会发生腹泻。

关于运动,运动太剧烈,消耗大量的氧,胃肠道血供应减少,造成暂时性胃肠缺血而发病。

有人认为,得了腹泻吃点小檗碱(黄连素)就行了,外出旅游为避免腹泻可提前吃上几片黄连素来预防,如此等等。专家提醒,预防腹泻要从注意卫生、保持良好饮食、关注气候变化、防病变及用药、运动要适中做起。

(1)注意卫生,养成良好生活习惯。在日常生活中,做到勤剪指甲,饭前便后勤洗手,不喝生水喝开水,不吃腐败变质食物及隔夜饭菜,从冰箱内取出未变质食物要重新加热煮透;洪涝灾害地区要加强对水源进行消毒,对食品行业和公共食堂严加卫生管理,灾民应注意选择食品,避免不易保存的鲜肉类,进食包装食物要慎重,注意饮食卫生防霉变,增加富含烟酸食物(小麦胚芽、米糠、全麦、豆类、绿色蔬菜、牛肉、羊肉、动物肝脏等)的摄入,喝酸奶吃山药,冬吃萝卜夏吃姜。

(2)注意气候变化。及时按气象预报增减衣服,一年四季预防措施各有侧重,春季做到饭菜现做现吃;生熟食物用不同砧板,刀具也要分开,蔬菜水果彻底洗净后方可食用;夏季格外注意饮水及饮食卫生,杜绝不洁或变质腐败食物入口,饭前便后务必洗净手,凉拌菜中加点生碎大蒜,饭后喝点醋,不时用马齿苋煮水喝是高招;秋季做到一防腹部受凉,随气温变化适时增加衣服,夜晚盖上被子,二注意饮食调养,除把住"病从口入"关外,常吃西红柿有意想不到的预防效果;冬季虽少有腹泻,但应防患于未然,除注意饮食清洁卫生,平衡膳食不可少,虽气温低但不可足不出户,坚持适中运动锻炼预防腹泻有奇效。

(3)注意预防病源性腹泻,这是从源头上拦截的上策。预防胃肠炎做到注意饮食卫生,夏季少吃冷饮,多补充富含维生素 B_1、维生素 B_2、维生素 C 的黄瓜、番茄、薏米仁、百合、鸭肉、鹅肉等;预防菌痢做到不喝生水,果蔬彻底洗净,不吃腐败变质食物,餐具食具要消毒,饭前便后洗手,消灭苍蝇、蟑螂,搞好室内及食品卫生;防霍乱务必要消灭苍蝇,还要严格检疫,隔离病人,控制传染源;防伤寒做到灭蝇,保护水源,做好粪便、垃圾、污水管理,多发地区可用桑叶、菊花各 6 克开水泡饮,多食马齿苋是个好办法;预防胰腺炎注意饮食清淡不酗酒,多吃蔬菜水果,少吃油腻、高胆固醇食物,运动和劳动时保护腹部,防止胰损伤,积极治疗胆结石;预防糖尿病保持好心态很重要,控制体重防肥胖,多吃新鲜蔬菜水果、谷类、鱼类,少吃脂肪,常饮冷开水泡粗茶是难得的好措施,别忘了定期去医院检查。

(4)预防药物性腹泻,专家提醒人们注意以下五点。①腹泻者就诊时要详细告诉医生腹泻前的用药史。②必要时调整药量或食疗进行对症治疗。③医生开处方时要询问患者对某类药物有否过敏史。④确实需要方才使用抗生素。⑤药物的剂量和服药时间应适合患者年龄、肝肾功能。

(5)说说运动防腹泻,很多人实践在饭后睡前搓热双手,以肚脐为中心按顺时针方向环状按摩 64 圈,再搓热双手轻柔地按摩小腹 10 分钟,能健肾固精,改善胃肠功能,防腹泻有良效;另外,用小木锤或自握拳头敲击足三里穴,每日 3 次,每次 5～8 分钟,可促进消化吸收,增强免疫功能,防腹泻有意想不到的效果。

发生急性腹泻使患者尴尬又难受,慢性腹泻的发生无疑使患者的生活质量大打折扣,专家告诫腹泻患者,除及时就医外,做好生活、喝茶、饮食、外敷、洗浴双足等方面的调理受益匪浅。

日常生活上避免受凉、劳累、情绪波动等诱发因素,根据季节冷暖穿衣保暖穿好鞋袜,夏季夜间不露宿室外,睡觉要用床单盖好腹部。腹泻患者应注意休息、保证睡眠,不劳累,注意卫生,不吃剩饭剩菜,吃水果要洗净或削皮,饭前便后洗手,饭后漱口。

喝茶简单有良效,饮绿茶止泻又解毒,另外可将馒头烧焦,碾成细末加红糖,开水冲饮,连喝几次腹泻止;鲜胡萝卜半斤,洗净,带皮切块,加水上火煮汤饮;石榴叶 60 克,生姜 15 克,食盐 30 克,放锅内同炒黑,水煎代茶饮,每日 1 剂,分上、下午 2 次温饮,急性患者饮用效佳;长期慢性患者可将 30 克粳米洗净,加入 3 克生姜及 15 克茶叶,水煎后温饮,每日 1 剂;马齿苋加水煎汤,加糖调味饮服,可调养小儿单纯性腹泻。

小儿腹泻时务必控制饮食,少吃甚至只食 3～4 次奶,让消化道得到充分休息,以便恢复正常的消化功能,但要喝些糖水和淡盐水,以补充腹泻失去的水分和盐分,如果腹泻严重,就要到医院去输液,以防止因脱水带来的危险,治疗切不可滥用抗生素,否则会有严重后果。小儿一般轻度腹泻吃点稀米粥可止泻。成人腹泻时喝两口山西老陈醋有意想不到的效果。

养生学者提醒,病人饮食清淡,少油,少渣,易消化,高蛋白,高热量,高维生素,每日进食 5～6 次。宜吃粳米、籼米、绿豆、扁豆、山药、胡萝卜、大蒜、苋菜、萝卜、黑木耳、豆制品、苹果、草莓、瘦肉、鲈鱼。忌吃鸡蛋,忌饮牛奶,忌吃花生,忌吃生冷和偏凉的西瓜、海带、鸭肉、黄瓜、茄子、藕、莴苣、蘑菇、苦瓜、冬瓜、紫菜、梨、柿子、香蕉、鸭蛋、柑橘、螃蟹。少吃粗纤维素的芹菜、竹笋、白菜、菠菜。烹调以蒸、炖、烧、卤等方式为宜,避免生冷、油炸。下面推荐四款有关腹泻调养的膳食配方。①馒头烤焦,压成碎末,加适量红糖,用开水冲服,每日 3 次。②粳米 100 克炒焦,加水煮粥,每日 3 次温服。③慢性大便溏薄腹泻者可将蚕豆、赤小豆各 30 克,冷水浸泡半日后,与 100 克粳米煮成粥,早晚餐温热服食。④莲子 12 克,白扁豆 9 克,薏苡仁 12 克,大枣 10 克,糯米 30 克,加水煮粥,每日 1 次服食,连吃 14 天。

腹泻调理的外敷措施有:①小儿腹泻时可用热水袋敷患儿的肚子上和屁股上(注意不要烫伤皮肤),每天早晚 2 次,每次半小时,1～2 天便可止泻。②久泻者取石榴树叶 60 克,生姜

15 克,食盐 30 克,柿蒂 20 克,艾叶 20 克,加水煎煮后将药捣烂,直接敷烫肚脐,外用纱布固定。③小儿及大人腹泻时取酸石榴去皮,用纱布包裹挤出水,放在勺内熬成糊,摊在纱布上趁热敷在肚脐上。④小儿因消化不良引起的腹泻,可在肚脐中央贴一小块止痛膏,5～6 小时更换 1 次,连用几次效佳。

腹泻患者进行洗浴调理,调理时,将梧桐叶 500 克加水 2000 毫升,煎汤去渣,汤汁洗浴双足,每次 20～30 分钟,每日 2 次(每剂用 2～3 天)。另一措施是取无花果叶 60 克,加水 2000 毫升,煎至 1500 毫升,待温洗脚,早晚各 1 次,每次 20～30 分钟,15 天为 1 个疗程,间隔 5 天,可进行下 1 个疗程。

40. 痢 疾

痢疾是夏秋季常见的急性肠道传染病,表现为腹痛,大便次数多,量少而不爽,总觉得拉不畅的样子(里急后重),拉赤白脓血便,无论男女老幼均普遍易感。

痢疾分为细菌性痢疾和阿米巴痢疾,细菌性痢疾又分为急性细菌性痢疾(急性菌痢)和慢性细菌性痢疾(慢性菌痢)两种。菌痢中按大便特点中的赤白血又分赤痢、白痢、血痢。菌痢是由痢疾杆菌引起,潜伏期为数小时至 7 天,多数为 1～2 天。急性菌痢起病急、常有畏寒、发热、腹痛、腹泻、里急后重,大便为稀便,后转为黏液脓血便,每天排便十多次,甚至更多,量少,肠鸣音明显,左腹压痛亢进,中毒严重者高热(体温可达 40℃),嗜睡昏迷,而肠道症状较轻,甚至无腹痛和腹泻,可发生休克和呼吸衰竭。急性菌痢未彻底治愈或其他原因可变成慢性菌痢,起病在 2 个月以上,表现为腹痛、腹泻反复发作,或大便次数增加而脓血便不明显。阿米巴痢疾是由溶组织阿米巴原虫感染人的大肠引起,这种原虫能分泌溶组织物质,使肠壁发炎和溃疡,患者起病较缓,低热或无热,腹痛及腹泻,腹泻一般在每天 10 次以下,大便为红棕色豆瓣酱状,粪量多且恶臭,右下腹有压痛,平时可找到包囊,并发肝脓肿时有高热,肝大伴有明显压痛,镜检可查出病原虫。

研究认为,痢疾杆菌、阿米巴原虫的感染可引发痢疾。这些致病原是如何入侵人体感染并发生痢疾呢?关键是未把好病从口入关。摄入腐烂食品,进食无防蝇设备的熟食及未彻底清洗消毒水果,凉拌菜,工地打工族饮食不卫生,灾区人群饮水不洁,外出旅游随意吃,乱吃超市散装食品及街边摊贩食品,不重视随身带的钥匙卫生,喝生水,生活马虎,饭前便后不洗手等,把不好"进口关",痢疾等种种病症便尾随而来。除饮食因素外,药物是又一个病因,研究表明,含汞的中成药人丹、朱砂安神丸、活络丸等,与具有还原性的硫酸亚铁、溴化钾、三溴合剂等合用,产生的化合物可生成毒性较大的溴化汞沉淀物,引起赤痢样大便。药剂师指出,服中药应遵医嘱,若久服含硫化汞(朱砂)的三仙丸、安宫牛黄丸、参茸卫生丸可导致汞中毒,高血压病人持续服用朱砂安神丸、参茸卫生丸容易引起恶心呕吐、赤痢等慢性汞中毒。

痢疾常常盯住抵抗力差的老人和儿童,健康青壮年稍有不慎也会成为痢疾俘虏。因此,人人都得预防。养生专家强调,健康是本钱,健康需要投资,在没有得病之前把精力用在投资健康上既保值又升值。在痢疾的预防方面,务必做好环境卫生,把好进口关、有益的饮食及茶、消毒隔离、药物治疗等方面的工作。

首先,要搞好环境卫生。消灭苍蝇滋生地,居室安装纱门纱窗,患者的衣物、被单、毛巾等经过认真洗涤后再煮沸 30 分钟,患者触摸过的物件、门把手等用 1∶75 浓度的消毒灵擦拭,30 分钟后用清水洗一洗,患者的餐具必须煮沸 30 分钟进行消毒。

第二,要严把病从口入关。注意个人卫生,食物避免苍蝇污染,不吃腐败变质食物,瓜果要洗净,剩饭(菜)要加热消毒后再食用,凉拌菜要干净卫生,不在卫生条件差的饭店就餐,肉食要熟透,不吃破裂蛋,经常更换新抹布,钥匙用 75% 乙醇擦拭消毒,饭前便后应洗手,不喝生水,外出旅游进餐时可用随身带的 75% 乙醇棉球迅速擦拭食具和手,汛期应及时消毒水源,做好餐具消毒,搞好食品卫生。

第三,食物预防。临床表明,常吃有益的大蒜(有很强的抑制细菌生长和杀菌作用,痢疾杆菌及阿米巴原虫都不是它的对手,紫皮生蒜头切碎后 15 分钟大蒜素威力强)、空心菜(富含膳食纤维、蛋白质、胡萝卜素等,对金黄色葡萄球菌、链球菌等有抑制作用)、鱼腥草(内含鱼腥草素,抗病毒显效,对痢疾杆菌、金黄色葡萄球菌、白色葡萄球菌等均有一定的抑制作用)、鲜小蓟(取全草洗净后加水煎煮成 100 毫升汤剂,成人每次饮服 50 毫升,小儿酌减,隔日 1 剂,共服 3 次)、马齿苋 10～30 克,绿豆 15～30 克水煎代茶饮,焦山楂、白糖各 30 克,水煎代茶饮,1 日 1～2 次。

第四,隔离消毒。发现痢疾病人要及时隔离,病人的餐具及衣被应煮沸消毒,痰及尿粪等应加入排泄量的 1/10 的漂白粉搅拌处理,连续 2 次痰尿粪细菌培养阴性才能解除隔离。

第五,药物预防。一是中药贯众,医学证实贯众有抑制多种细菌和某些病毒繁殖的作用,防痢疾取贯众 1000 克(鲜品更佳,用量加倍)以干净纱布包上两层,放置于容量 150～250 千克的水缸中,用冷开水浸泡两天,以此为饮用水,此法最适宜无自来水的家庭使用。二是中草药凤尾草、半边莲、海金沙藤、火炭母、辣蓼、杠板归、人苋、地锦、大飞扬、地榆、仙鹤草、忍冬藤、三颗针、鸡眼草、紫花地丁、车前草、杨树花、天香炉、鱼腥草、橄核莲，操作时如用一味 15～30 克，如用 3～5 味，每味 6～12 克，水煎服，每日 1 剂，流行期每周连服 2～4 天。三是流行地区，小儿可适量选用黄连素、呋喃唑酮（痢特灵）等，按说明书服用，有条件者可选用疫苗预防。

民间有"三分治七分养"之说，说明医治及病后要注意调养，也就是说健康人不注意"调养"就会生病。同样，痢疾病人不注意"调养"就会使病情加重，甚至吃药也无效。这充分说明有病治疗和调养同样重要。在对痢疾病人的护理方面，要做好以下几点。①急性期病人应卧床休息、保证睡眠；饮食清淡，饮服流质或半流食的米汤、藕粉、菜汤、稀饭、面条、果汁及盐水；病情好转后可吃无渣少油的蛋糕、面汤等半流质饮食；恢复阶段可吃少油少渣的软质饭菜。切忌生、冷、油腻、多渣及刺激性食物。②腹泻量多者应补水，口服补液、盐水，严重脱水者可静脉补液，静脉滴注生理盐水或 5％葡萄糖盐水，注射量视失水情况而定；若有酸中毒者，酌情给予碱性溶液。③病人餐具、衣被应煮沸消毒，痰尿粪等排泄物加漂白粉搅拌后放置 2 小时。④病人要注意个人卫生，饭前便后洗手，注意生活规律，关注腹部保暖，禁止冷水浴，最好吃些大蒜或马齿苋煎液。⑤在医生指导下合理应用抗生素、黄连素、痢特灵、诺氟沙星、卡那霉素、环丙沙星等，注意有肝肾病者不宜用卡那霉素和复方甲噁唑；白细胞少者不宜用复方甲噁唑；中毒性菌痢用环丙沙星静脉滴注，情况好转改为口服抗生素，症状消失后继服 3～5 天以巩固疗效。

对痢疾病人的调养，专家提出应在以下几方面注意。

（1）日常生活中要注意休息，患病期间不要运动或劳动，因为过于劳累会发生晕厥及低血糖、低血压。注意卫生是大事，保持室内外环境卫生，加强饮食卫生和手的卫生，饭前便后洗手，经常换新抹布，将开罐器及罐头表面擦干净，并经常清洁开口器，钥匙及房门把手要消毒，家中如有病人应隔离，病人餐饮具及衣物要煮沸杀菌。

(2)种植的观赏花卉煎服，既可预防又可治疗。①蔷薇：其根含有鞣质成分，可止泻痢，操作时用根1.5克洗净加水煎服。②茉莉花：主要成分为苯甲醇、茉莉花素等，有药效，可单用茉莉花10克或茉莉花5克，白头翁10克，黄连5克，水煎服。③金银花：有广谱抗菌作用，对菌痢有较好的治疗效果，菌痢发病时取金银花300克，黄连、黄芩各90克，制成煎剂1000毫升，每次服30毫升，每日4次，效佳，但脾胃虚寒者慎用。④木棉花：是我国华南地区人们珍爱的名花，操作时用木棉花、凤仙花各15克水煎服，亦可用木棉花60克水煎后加蜂蜜或白糖适量拌匀饮服。

(3)饮茶方便又实用，防治痢疾可取绿茶2克，加水100毫升，煎煮成40～50毫升，每日4次饮服；或取绿茶3～5克，大枣5枚，同入砂锅加清水煮沸5分钟，加适量红糖搅匀分4次温饮，对久泻难止者有良效；或取茶叶15克，山楂（半生半熟）60克，生姜6克，加水煎沸10分钟，取汁冲红、白糖各15克，每日两剂，不拘时温饮；或鲜马齿苋60～120克，大蒜1头，共捣烂取汁1次服下，每日3次。

痢疾病人的饮食调养十分重要，可起到治疗或辅疗效果。在日常膳食中常吃有治疗作用的生姜（温中散寒，和胃止呕）、大蒜（温中消食、解毒杀菌）、苋菜（清热解毒、补血止血）、洋葱（抗氧化剂、防治痢疾效佳）、绿豆（解毒、止泻痢）、莲子（益心、补肾、健脾、止泻）、酸奶（改变肠内的菌群生态，抑制有害细菌生长）、苦瓜（清热解毒、止泻）、赤小豆（祛湿排毒、利水消肿、止泻)、茼蒿(调节体液代谢、利二便,消水肿)、鹌鹑肉(滋补五脏、利湿热)。

养生人士告诉患者:"对症饮食调养事半功倍。"痢疾时间较长,断断续续,可吃些山楂(可收敛、杀菌);菌痢病人可食用马齿苋加大蒜泥(马齿苋能杀痢疾杆菌,并收缩血管又止血,配合大蒜杀菌功效倍增);白痢病人有腹痛用芡实150克煨食,效果神速;红痢病人吃石榴(止血、止泻、杀虫杀菌),功效非凡;五更泻的病人每晚用山药250克煮而食之入睡快;拉肚子、不想吃饭的噤口痢病人用莲子100克,糯米50克煮粥食之效果好;因贪凉、贪吃冷食所致的冷泻病人用鲫鱼1条(约250克)宰杀洗净后加入适量韭菜煎汤饮服;发热泻痢者取绿豆半斤煨成糊食泻痢消;吃上一点东西就拉肚子的食泻者用白扁豆炒食或煮食立竿见影;肠子咕咕作响、有时泻稀水的虚泻者取桂圆100克,剥开后放进一部分壳煎服。

专家指出,急性痢疾与慢性痢疾患者宜吃的食物不一样,急性患者的饮食应具有清热、化湿和胃及行气作用,宜食大蒜、苋菜、萝卜、马齿苋、苦瓜、山楂、杨梅、荠菜、冬瓜、丝瓜、瓠子、绿豆、赤小豆、荸荠、萝卜缨、金银花、茶叶、槟榔、橄榄。慢性患者的饮食应具有益气健脾、温补行气,宜食糯米、荞麦、白扁豆、石榴、乌梅、豆腐、苋菜、马齿苋、荠菜、山药、山楂、无花果、胡椒、花椒、茶叶、阿胶、鹌鹑、猪肚、羊骨。

专家再三告诫,腹泻时应避开豆类、甘蓝菜、生冷、油腻、含麸质的全麦面包、马铃薯、燕麦、玉米,避免喝碳酸饮料。急性痢疾患者应忌食不易消化的牛奶、鸡蛋和粗纤维多、油腻、荤腥、干硬、生冷和辛辣的柿子、鹅肉、狗肉、羊肉、马肉、洋参、鸡肉、鸭肉、蚌肉、带鱼、鲫鱼、鳊鱼、甜瓜、桂圆、荔枝、大枣、柏子仁、松子仁、人参、黄芪、枸杞子、芡实、菱角、辣椒、桂皮、白酒等。慢性痢疾患者应忌食田螺、螃蟹、蛤蜊、香蕉、生黄瓜、生苋苣、生地瓜、生菜叶、柿子、鹅肉、狗肉、羊肉、马肉、海参、甜瓜等性寒生冷食物。

41. 便　秘

正常健康人每日或 2 日排便 1 次,如果粪便在肠腔中滞留时间长,内含水分过量吸收,导致粪质干燥坚硬,超过 48～72 小时不解大便称为便秘。医学认为,便秘会引起腹胀、腹痛、口臭、诱发高血压、肛裂出血、痔疮、结肠癌,由于滞留粪便产生的毒素部分进入血液,导致头痛头晕、心悸、失眠、记忆力下降等。

便秘属肠激综合征,病因有饮水不足,摄入膳食纤维少,运动少致肠蠕动不足,部分老人久卧病床肠壁张力减退,患有结肠炎、肠梗阻、甲状腺功能低下、肛门直肠周围脓肿、恶性肿瘤等疾病;服用氢氧化铝、某些降压药、利尿药、镇痛药、抗抑郁药、抗帕金森病药、阿托品等药物。

怎样防便秘,专家有四招。

一是注意饮食的量,只有足够的量才足以刺激肠蠕动,使粪便正常通行和排出体外,特别是早餐不要吃得太少;主食不过于精细,吃些粗杂粮消化后残渣多,增加对肠管的刺激,利于大便运行,副食要多吃韭菜、芹菜、青菜、萝卜等多纤维蔬菜,纤维素食物不易被消化吸收,残渣多,增加肠管内的容积,提高肠管内压力,增加肠蠕动,有利排便;还要多喝水,肠道内有足量的水有利于肠内容物移动并通过;多吃些核桃仁、花生米、芝麻等脂肪多的食物,都有良好的通便作用。

二是养成良好的排便习惯,不管有没有,每到时间就蹲厕,最好晨起后喝水或喝蜂蜜水就入厕,不久蹲。

三是积极锻炼身体,多运动使胃肠活动加强,增加食欲,膈肌、腹肌、肛门肌得到锻炼,提高排便能力,这正是"活动,活动,大便自然通",经常劳动的农民很少便秘,而养尊处优的人士便秘者多就说明这个道理。

四是及时治疗过敏性结肠炎、肠梗阻、甲状腺功能低下、结肠肿瘤、子宫肌瘤等有关疾病,便秘会绕道远去。

便秘的日常生活保健:①晨起一杯白开水,养成按时排便习惯,平时多次少量饮水,避免久坐多运动,多吃高纤维食品;②避免过食煎炒、辛辣、寒凉食物,少饮酒;③喝蜜水,吃些无花果,梅脯,1日3次,1次2粒芦荟胶囊,抑或补中益气丸;④大便干结者晨起空腹饮淡盐开水,多吃香蕉、菌菇类蔬菜。

用泻药治疗便秘虽有一定效果,但长期依赖泻药可致耐药性而造成服药无效的情况,因此通过合理调整膳食结构能预防便秘的发生和改善便秘症状。

便秘患者食物宜与忌:①宜,多食富含纤维素的糙米、麦片、山药、杂粮、杂豆、豆角、韭菜、芹菜、竹笋、菠菜、生葱、海带、香蕉等;多食润肠通便作用的银耳、蜂蜜等;宜多吃产气的红薯、萝卜、土豆、豆类、蒜苗等;多吃富含脂肪的核桃、芝麻、花生等;多饮白开水、淡茶水、吃饭时汤汤水水好。②忌,饮烈性酒、浓茶、咖啡;忌食生姜、辣椒、大蒜、咖喱等刺激性食物和调味品;避免吃柿子、黑枣等含较多鞣酸的食物;体弱者忌食生冷瓜果;消化不良者忌食肥肉、动物油、油腻食物。

调养解除便秘妙方锦囊有十招。

(1)红薯250克,洗净切成小块,加水与100克粳米同煮粥,加点白糖再煮片刻服食。

(2)大便干燥坚硬难排出者,用青菜汁半小碗煎煮代茶饮用。

(3)鲜桑椹绞汁,每服 16 克,习惯性便秘效佳。

(4)慢性便秘患者取韭菜叶捣汁 1 杯,温开水略加绍兴黄酒冲服。

(5)用小麦麸和面粉各半搅匀,发面后蒸馒头吃,早晚各吃 100 克,第二天通便。

(6)桃花瓣 4 克,粳米 100 克共煮粥,早晚服食,隔日 1 次。

(7)粳米 50 克洗净加水煮粥,粥熟时加 30 克捣烂的核桃肉,早晚各一次服食。

(8)白术 50 克煎汁,加入 50 克大米煮成稀粥,早晚服食。

(9)早晚排空小便,躺在床上,全身放松,右手掌放在腹部,左手掌放在右手背上,绕肚脐按顺逆时针方向揉腹各 80～100 次,坚持效佳。

(10)"热秘"者大便很硬且口臭,服用防风通圣散、麻子仁丸等清热泻下药;"气秘"者久坐少动,容易紧张忧郁,可服用木香槟榔丸等理气通便药;"虚秘"者身体虚弱,大便不硬,虽有便意却解不出来,或解不干净,调养时可服用六味地黄丸等补养气血的药物。

后记　和读者说说知心话

　　人生如船，人生如歌，人生的征程有欣喜，也有痛苦；人生是一幅吉凶祸福绘成的图，是一曲抑扬顿挫谱成的歌。经营人生的宗旨是平安、快乐、健康、幸福。只有平安才能享受快乐，只有健康才会萦绕幸福。生命犹如单行道，人生不售回程票，健康的钥匙在自己手中。

　　由于这样或那样的原因，人免不了要罹患消化性疾病。生病不可怕，但要早发现，早检查，早治疗，更要好好调养，才能百战百胜！不是吗，一位胆囊炎病人发病时十分痛苦，经医院有效治疗出院后自己十分注意心理平衡，生活规律，劳逸结合，饮食清淡易消化，睡姿左侧卧，避免饭后马上静坐，常用蒲公英煎水喝，如今脸色红润，笑容满面。这正是，健康如同"储蓄"，"零存"是科学生活，"整取"则是健康长寿。